補完・代替医療

プロバイオティクス

理化学研究所 辨野特別研究室 特別招聘研究員 辨野義己【著】

金芳堂

まえがき

　最近,「プロバイオティクス」や機能性乳酸菌などの言葉が氾濫している。そして,その拡がりが腸内常在菌の重要性をクローズアップさせている。とはいえ,腸内常在菌に対する一般的な認識は,今なお,大腸菌,腸球菌や乳酸菌ぐらいなものである。

　私は腸内常在菌の研究を35年以上続けさせていただいているが,ほんの少し前までは専門分野が違えば研究者からさえ,「腸内常在菌で新しい発見があるのですか」などと,真顔で尋ねられたものであった。研究報告の主な場である日本細菌学会でさえも,腸内常在菌の報告は年々減少しており,研究者間でさえ,「腸内常在菌の研究はすんだもの」というのが,一般的な認識であった。

　しかし,21世紀になり,腸内常在菌の研究はダイナミックに発展し,今や「腸内常在菌のルネッサンス時代」と叫ばれている。その結果,腸内常在菌の構造および機能研究と表裏一体の関係にある「プロバイオティクス」にがんやアレルギーの予防・低減効果,免疫力の調節作用,高コレステロール症や高血圧症の予防・軽減効果があることも明らかにされつつある。さらに,動脈硬化,肥満や糖尿病にも腸内常在菌の関わりが指摘されるに及んで,「腸内常在菌って,そんな重大だったのか」と驚きとともに,認識を新たにされているのが今日の状況となった。今やっと,「健康のヒケツは腸内常在菌にあり」と言われ始め,腸内常在菌の研究は現代医療の最先端,トップランナーの位置になっているのである。

　本書により,プロバイオティクスの機能研究開発がどのような方向に向かおうとしているのか,また,腸内常在菌の全容解明がどのように進んでいるのか,腸内常在菌研究者が何を考え,次世代の研究を進展させようとしているのか,さらにプロバイオティクスがいかに病気リスクの軽減に直結しているかをご理解していただけるものと期待している。

　2010年　春

辨野義己

目　次

1　特定保健用食品制度の創設 …………………… 1

1. 食生活の欧米化 ………………………………………… 1
2. 特定保健用食品制度の創設 …………………………… 3
3. 乳酸菌・*Bifidobacterium* の有効性 …………………… 4
4. 特定保健用食品の今後の方向 ………………………… 6

2　現在世界で最も注目されている微生物 …… 9

1. 乳酸菌・発酵食品とその歴史 ………………………… 9
2. 乳酸菌飲料やヨーグルト ……………………………… 11
   ❶乳酸菌飲料 ………………………………………… 11
   ❷ヨーグルト ………………………………………… 11
3. 乳酸菌・発酵食品の保健効果 ………………………… 12

3　プロバイオティクスとは ……………………… 13

1. プロバイオティクスの定義 …………………………… 13
2. 予防医学の最前線―プロバイオティクス研究の進展 … 15
3. 機能性食品の働きとは―病気の予防との関係― ……… 15
4. プロバイオティクスの効果とは ……………………… 17

5. 科学的な証明がされた保健効果 ················ 18
　　　❶栄養機能 ·································· 18
　　　❷整腸作用 ·································· 19
　　　❸乳糖不耐症軽減 ···························· 19
　　　❹ロタウイルス性下痢症の改善 ················ 20
　　　❺旅行者性下痢症の改善 ······················ 21
　　　❻抗生物質誘導下痢症の改善 ·················· 22
　6. 乳酸菌・*Bifidobacterium* の力を発揮させるための条件
　　　 ·· 22
　7. プロバイオティクスに求められる厳しい安全性 ········ 24
　8. 生きたまま大腸にまで到達できる乳酸菌 ············ 25
　9. 腸内 *Bifidobacterium* や乳酸菌を増加 ············ 28

4　老化する腸内環境 ···························· 29

　1. 老化する腸年齢―腸年齢チェック― ················ 29
　2. みた目の若さは「腸年齢」で決まる ················ 33
　　　❶若い女性ほど腸年齢が老化 ·················· 33
　　　❷ストレスがあるほど腸年齢が老化 ·············· 34
　　　❸肌年齢は腸年齢で決まる ···················· 35
　　　❹脳年齢は腸年齢で決まる ···················· 36
　　　❺アンチエイジングの救世主　「腸年齢」 ·········· 38
　3. 急増中の大腸の病気 ···························· 38

4. 増える便秘の危険性 ………………………………… 41
　5. 腸年齢老化の原因—高タンパク質・高脂質・
　　低食物繊維の現代食 ………………………………… 43

5　プロバイオティクス研究を支える腸内常在菌の働き …… 49

　1. 培養を介さない手法による腸内常在菌の解明 ……… 49
　2. 菌種特異的プライマーによる腸内常在菌の解析 …… 55
　3. 一人ひとりの細菌パターンの検索法
　　—腸内常在菌プロファイル— ……………………… 57
　4. 腸内常在菌学から腸内環境学へ …………………… 60
　5. 環境によって変わる腸内常在菌 …………………… 61
　6. 腸内常在菌解析を用いた新しい健康診断法確立 …… 62
　　❶腸内常在菌解析による疾患把握や
　　　食生活の改善に取り組む ………………………… 63
　　❷腸内常在菌検査を用いた新しい健康診断法の確立 … 64
　　❸腸内常在菌検査を用いた新しい
　　　健康診断法確立に向けた，データベース構築プラン … 65
　　❹「テストミール」を用いた
　　　おなかクリニック研究開発により期待される効果 … 66

6　新世代型プロバイオティクスの研究開発 … 71

　1. 発がんリスクの軽減 ………………………………… 71

2. アレルギーの低減 ･････････････････････････････････ 75
　　3. 血圧降下作用 ･････････････････････････････････････ 78
　　4. コレステロールの低減 ･････････････････････････････ 80
　　5. 腸内環境コントロール効果 ･････････････････････････ 82
　　6. ピロリ菌の抑制 ･･･････････････････････････････････ 84
　　7. 歯周病の予防 ･････････････････････････････････････ 86
　　8. 骨粗鬆症の予防 ･･･････････････････････････････････ 87
　　9. 老人性認知症の防止 ･･･････････････････････････････ 88
　　10. プロバイオティクス機能研究の未来に向けて ･･････････ 89

あとがき ･･ 91
参考文献 ･･ 92
索　引 ･･ 95

Column

　　毎日，1.5kg の肉を食べつづけたら ･････････････････ 47
　　肥満と腸内常在菌 ･････････････････････････････････ 68

1 特定保健用食品制度の創設

1 食生活の欧米化

　第二次世界大戦後，わが国は急速な復興と経済成長を遂げ，これに伴う生活環境の改善，医療医薬技術の進歩等と相まって世界一の長寿国となった。この間におけるわが国の病気の種類の変化をみると，かつては感染症や栄養不足による疾患が大きな比重を占めていた。つまり，長い間，肺結核は死亡率の第1位をつづけ，肺炎，腸チフス，赤痢なども重要な疾患であった。また，ビタミン欠乏症，とくにビタミンB_1欠乏による脚気は大正から昭和の初期にかけて一大国民病でもあった。しかし，抗生物質の普及と公衆衛生の整備によって感染症は激減し，また，食生活の改善によって，栄養不足による疾患もほとんど影をひそめてしまったのである。

　2020年，わが国は65歳以上の高齢者が4人に1人の割合になることが予測されているが，出生率の低下やそれに伴う若年層の減少によって，高福祉高保障の限界が顕わになっている。このようにして，わが国の平均寿命は世界最長となったが，それに伴って生活習慣病が大きくクローズアップされてきた。生活習慣病は慢性的で徐々に進行し，生理的諸機能がしだいに減退することを特徴としている。そのため，生活習慣病対策は医療的な治療のみならず，一次予防（疾病予防健康増進），二次予防（早期発見早期治療）が重要になってくる。とくに，一次予防の具体的方法として，運動，休養，栄養が3本の柱であり，このバランスをいかにとるかがそのポイントとされている。その中で，とくに栄養の問題

はきわめて重要である。

　わが国の食生活のあり方をふり返ってみると，戦後の食料難の時代からしだいに量的充足へと向かい，さらに質的にも大きく変化してきた。その結果，いわゆる"日本型食生活"といわれるバランスのよい食事形態が形成され，米国においても健康と食事の関係が見直され，脂肪比率を減少させ，糖質比率を増加させるとともに，砂糖の摂取量を減らし，穀物の摂取量を多くする食事目標が提唱されている。

　しかし，その後の経済成長に伴って食糧は市場に溢れ，国民のすべてが"いつでも"，"どこでも"，"欲しいものを"，"欲しいだけ"食べることができるような状況になっている。その結果，米やいもなどのデンプン質食品の摂取が減少し，動物性食品や油脂の摂取が増加してきたため，タンパク質エネルギーおよび脂肪エネルギーの比率が年々上昇している。とくに，脂肪エネルギー比率は1955年（昭和30年）の8.7％から，1988（昭和63）年には適正比率の上限とされている25％を超え，1994（平成6）年はさらに増加して25.8％となり，しだいに欧米型の食生活への移行度合を強めているのが現状である。2008（平成20）年，発表された国民栄養調査結果から，日本人1人あたりの肉の消費量は年間47kgに達することが報告され，野菜などの消費量の激減も目立った傾向といえる。われわれの健康は確実に食事により蝕まれているのである。

　生活習慣病を未然に防ぎ，健康な生活を送るためには，日頃から，心身の健康を意識したライフスタイルへの配慮が肝要であり，食生活にあって，栄養バランスのよい食事がきわめて重要である。したがって，このような食生活の欧米化は生活習慣病増加の要因の一つと考えられており，さらに現代の生活習慣の急速な複雑化によるストレスの増加なども生活習慣病の重要な要因となっている。

2 特定保健用食品制度の創設

そもそも食品というものは，空腹を満たし，日々活動するための栄養補給源であるが，社会が豊かになるにつれて，人々はより「美味しいもの」を求めるようになり，いわゆるグルメブームなるものが世を賑わしたこともあった。ところがその後，食生活をはじめとする生活習慣に起因すると考えられる高血圧，糖尿病や心臓病などが増えるにつれて，食生活を見直すことの重要性が指摘されるようになってきた。

食品に関する研究が進む中で，食品が栄養を補う働きや味覚など「おいしさ」の感覚を満足させる働きのほかに，からだの調子を整える働きがあることが科学的な研究によって証明され，「健康維持・増進および体調調節」の働きが注目されている。健康に役立つ食品をきちんと選んで食べるようにすれば，健康維持や体調の改善，さらには食生活との関わりが深い心臓病や脳卒中，糖尿病などの生活習慣病の予防につながることが広く認められている。

特定保健用食品制度は，食品が本来もっている機能，すなわち，一次機能（栄養），二次機能（味覚），三次機能（体調調節）のうち，三次機能を中心に栄養，代謝，体質などいろいろな素因が重なって健康に不安がある状態やより健全な状態にしたい場合に，食本来がもつ機能を積極的に活用して，より健康な状態に改善・増進することを目的としている。

特定保健用食品制度はいわゆる機能性食品といわれていたもののうち，医学的，栄養学的に健康への効果が科学的に立証され，評価された安全で，食品の形態をしているものを法的に位置づけている。従来までは，食品に健康との関わり合いに関する情報（健康表示：ヘルスクレーム）を表示することは，病者用第一部の特別用途食品以外は認められていなかった。ところが，1991（平成3）年7月の栄養改善法の省令改正により，旧厚生省が医学的あるいは栄養学的に健康維持・増進に効果が期待できる成分を含んだ食品を積極的に提供し，適切な健康情報を表示するため，特定保健用食品制度が発足したのである。これは医学的な，ある

いは栄養学的な研究成果に基づいて，ヒトの健康にある種の保健効果が期待できる食品には，その健康との関わりを包装容器などに表示できる制度であり，食物の機能が健康の維持増進に関わりがあることを表示することを合法的に認めた世界で最初の画期的な制度といえる。

「特定保健用食品」は，「体調を整える」などの働きのある成分を加工したり，反対にアレルギーの原因になるような成分を取り除いた食品で，その効果や安全性が個々の商品ごとに動物やヒトで医学的に，あるいは栄養学的に証明され，健康にどのように有効なのか，有効摂取量はどれくらいなのかなどを表示することを厚生大臣が許可した食品である。特定保健用食品の表示をみると，特定保健用食品であることのマーク，それがどのような保健の目的に使用できるのか，有効摂取量や摂取する上での注意など，特別な記載がされている。

現在，表示が許可されている食品として，おなかの調子を整える食品（整腸作用），コレステロールが高めの人の食品，血圧が高めの人の食品，ミネラルの吸収を助ける食品，アレルゲンなどからだによくない成分を除いた食品，虫歯になりにくい食品および血糖値が気になり始めた人の食品などがある（表1）。

2009（平成21）年6月段階で許可された特定保健用食品は853品目を超え，整腸作用については，オリゴ糖・乳酸菌・ビフィズス菌（以下 *Bifidobacterium*）を中心に多くの食品が許可を受けている。

3 乳酸菌・*Bifidobacterium* の有効性

特定保健用食品の効能が最も期待されているのが「おなかの調子を整える食品」（整腸作用）で，特定保健用食品として乳酸菌，オリゴ糖および食物繊維がよく知られているところである。特定保健用食品として許可されている乳酸菌飲料やヨーグルトは牛乳を原料として乳酸菌や *Bifidobacterium* による発酵で作製される。とくに乳酸菌は発酵乳などの食品の製造に古くから利用されており，ヒトの健康の維持増進に重要

表1　許可されている特定保健用食品における健康表示（％）

1	おなかの調子を整える食品	35.2
	・オリゴ糖を含む食品	9
	・乳酸菌類を含む食品	8.8
	・食物繊維を含む食品	17.4
2	コレステロールが高めの方の食品	12.3
3	コレステロールが高めの方，おなかの調子が気になる方の食品	3.2
4	血圧が高めの方の食品	12.5
5	ミネラルの吸収を助ける食品	0.9
6	ミネラルの吸収を助け，おなかの調子を整える食品	0.3
7	骨の健康が気になる方の食品	4.5
8	虫歯の原因になりにくい食品	0.6
9	歯を丈夫で健康にする食品	7.1
10	血糖値が気になり始めた方の食品	15
11	食後の血中中性脂肪値が上昇しにくく，体に脂肪がつきにくい食品	4.9
12	食後の血中中性脂肪値が上昇しにくく，体に脂肪がつきにくい食品，また，コレステロールや中性脂肪が気になる方の食品	0.5
13	食後の血清中性脂肪値の上昇しにくい食品	3

な働きをしている微生物として注目され，主に腸管感染症に対する防御効果の研究からその有用性が明らかにされている。さらに，その後の研究により，投与された乳酸菌が腸内に常在する*Bifidobacterium*や乳酸菌等の増殖を促進し，有害菌の腸内増殖を抑制し有害物質の生成を抑制する驚異的な働きをしていることが明らかにされた。また，肝硬変，下痢症および便秘症の改善の臨床効果も報告され，さらに，最近ではそれらの菌体成分がヒトの免疫系を刺激して感染防御やがんに対する抵抗力を高める働きのあることが確認された。

　特定保健用食品として許可されている乳酸菌飲料やヨーグルトがほかのものと比べて特別に優れた機能性食品なのだろうか。特定保健用食品の名がつくのはそれらの製造に用いられる菌株（スターターと表現され

ている）の性質が違うからである。食品会社というのは美味しい物を提供するのが使命のような時代から今や健康ブームのせいか，食べたあとの効能についても研究し，その成果を消費者に知らせることが大切と思う企業が多くなってきた。特定保健用食品を企画している企業がどうしてもくぐらなければならないのが食品のヒトへの影響であろう。だからこそ，スターターのもつ性質，とくに優れた整腸作用を有する菌株を選んで製品を製造している。健康に優れた機能を有する菌株こそ乳酸菌飲料やヨーグルトのメーカーにとってきわめて重要な視点といえる。

4 特定保健用食品の今後の方向

　高齢化社会への対応と医療行政上の問題は国内外を問わず重要課題になってきた。わが国の特定保健用食品制度は着実に根づいて，開発・評価はすでに効率化を考えた見直し改善の段階であるが，1996（平成8）年10月より，規制緩和の推進のもと，かなり審査段階の効率化が試みられている。そして特定保健用食品の社会的な地位が市場展開の先に確立されるかどうかを考査する段階となってきている。特定保健用食品は体調調節の機能性のある食品を意図的に開発し，病気の素因をもち健康に気をつけている人の健康の維持・増進と病気の予防を目的とした食品といえよう。

　特定保健用食品制度は世界的にも先行し，ユニークな制度として関心が高い。栄養状態を改善し，健康維持・増進に役立つ「食」に関する位置づけおよび消費者に的確な食品情報を提供することにより「健康表示」の問題は，国内はもとより，国際的にもどのように整合させ，展開していくか大きな課題となってきている。保健の用途面から表示をみれば，新規なものが増えにくい傾向がある。新規な健康効能機能をもつ食品の開発には，申請資料の内容の充実が要求され，さらに開発に要した費用などに見合うだけの戻りの保証がないために，積極的に開発に取り組む企業が少ないのが現状である。

特定保健用食品制度が盛り上がりに欠ける一因として，保健の効果や用途を示す表示がわかりにくく，消費者に健康表示している内容が伝わっていないことがあげられる。さらに通常の健康食品と比べても消費者への「訴求力」が低いことも指摘されている。今後，健康表示の問題は確かに大きな課題であろう。

　たとえば，機能性を表示するために相当の企業研究者の努力と開発費が必要であるが，乳酸菌飲料やヨーグルトにしても，健康表示が「整腸作用」としか表示できない。医薬品における整腸作用といえば下痢・便秘の改善を意味するが，特定保健用食品における整腸作用とは便性改善・腸内常在菌の改善（特に腸内ビフィズス菌の有意な増加）・腸内有害物質産生抑制を意味している。

　特定保健用食品は生活習慣病にかかわる栄養状態を正す機能をもち，その予防や改善に役立つものである。消費者が正しい情報を基に最新の特定保健用食品を利用して，健康の維持・増進ができることが今後も大きな課題となっている。

2 現在世界で最も注目されている微生物

1 乳酸菌・発酵食品とその歴史

　人類と微生物との関わり合いの中で，昔から人々の生活に密着し，食品を通して深く関わってきた食品微生物によって作られる発酵食品は，世界各国において，その国の産物，民族の嗜好性，気候風土を背景にして発展してきたものである。その歴史はそれこそ人類の歴史とともにあり，エジプトでのビール製造は約5000年前にさかのぼり，わが国の味噌，醤油の歴史も2000年以上も昔から始まっていた。もともと発酵食品は自然環境の中から混入したさまざまな微生物の働きによって作られたものであるが，目には見えない微生物についてまったく知識もなかったにもかかわらず，長い間の経験によりどうすれば美味しい，そして保存の効く発酵食品が得られるかを知り得たことがわかっている。微生物によりできることや微生物そのものの知識が蓄積されるようになり，それらをうまく利用して自然に増殖してくる微生物を育種するような条件を整えるばかりでなく，発酵食品から微生物を分離し，乳酸菌をはじめとする有用菌を選択して，発酵食品を作るようになった。

　発酵食品には酒，ビール，ワインなどのアルコール飲料やチーズ，発酵乳などの乳製品，乳酸菌や酵母の発酵作用でできたパン類，味噌，醤油，納豆などの大豆発酵食品などは生活にとって欠かすことができない食品が多く，このような発酵食品は乳酸菌の働きによるところが大きい。その中で，発酵乳の歴史はきわめて古く，世界にはさまざまな発酵乳が知られている。発酵乳，レーベン，ダヒ，ケフィア，クミスなどはいずれも

1000年から3000年に及ぶ歴史をもつ発酵乳製品である。このように人類は大昔より，乳をはじめ多くの種類の食品の保蔵と調味に乳酸発酵を巧みに利用してきた。ところが，その主役を演じる乳酸菌がパスツールによって発見されたのは1857年，今からわずか140年前のことである。さらに1878年にはリスターが酸敗したミルクから乳酸菌を検出し，また，1889年テイシェ（仏）によりヒトの腸内由来の*Bifidobacterium*，1900年にモローにより*L. acidophilus*アシドフィルス菌などが続々と発見されたのである。

乳酸菌とは，糖を発酵し多量の乳酸を生成する細菌の総称であり，古来より人間の生活に深く関係してきた。たとえば，腐りやすい乳を保存性のよい乳製品に加工するための基本的な手段の一つとして乳酸発酵が利用されてきたといえる。乳酸菌には実に多様な菌属が含まれており，これらの乳酸菌は乳酸の発酵形式により，糖類から50％以上の乳酸のみを産生するホモ型発酵と，糖から乳酸と乳酸以外の物質（アルコール，炭酸ガス，酢酸など）を産生するヘテロ型発酵乳酸桿菌に分けられている。さらに菌形態により，乳酸桿菌として*Lactobacillus*，*Weissella*，*Carnobacterium*および*Atopobium*，乳酸球菌として*Lactococcus*，*Leuconostoc*，*Oenococcus*，*Enterococcus*，*Streptococcus*などが含まれている。

乳酸菌は乳酸菌飲料，ヨーグルト，発酵バター，チーズなどの乳製品の製造に必須であり，乳酸菌は糖から乳酸を生成する高い能力があることが知られている。生成された乳酸により，酸度が高まることで，ほかの微生物の増殖を抑える働きをもっている。いわば，乳酸菌の乳製品中での生育は食品保存の手段とも考えられ，旨味成分も産生していることが知られている。

2 乳酸菌飲料やヨーグルト

　ヨーグルトは牛，ヤギ，羊および馬などの乳を乳酸菌または酵母によって発酵させ特殊な風味を与えた乳製品である。この発酵乳にはヨーグルトのような乳酸発酵を主体としたものとケフィアやクミスのような酵母によるアルコール発酵をも同時に行うものとの2種類が知られている。わが国の食品衛生法では，乳または乳製品を乳酸菌または酵母で発酵させた糊状または液状のものを「発酵乳」といい，発酵乳を原料としてこれを水で薄めたものを「乳酸菌飲料」，発酵乳または乳酸菌飲料を殺菌したものを「殺菌乳酸菌飲料」と規定している。

❶乳酸菌飲料

　乳酸菌飲料はわが国独特なもので，牛乳を乳酸菌で発酵させた原料を希釈して液状の飲料としたものである。これには乳固形分が3％以上の乳製品乳酸菌飲料と3％以下の乳酸菌飲料に分けられる。脱脂乳を乳固形分が15〜20％程度になるように調製し，加熱殺菌後乳酸菌スターターを添加して，数時間発酵させ，凝固したカゼインを撹拌して液状とし，これに砂糖，香料，安定剤などを加えて製品としている。

❷ヨーグルト

　発酵乳はブルガリアのコーカサス地方で古くより製造・消費されている。この発酵乳の製法は国々により異なっているが，乳をそのまま，あるいは一部濃縮して発酵させたものであり，風味がよく，消化されやすく，かつ，生きた乳酸菌を含むため強い整腸作用をもっており，きわめて健康的な食品といえる。このうち，ブルガリア菌（以下 *L. delbrueckii* subsp. *bulgaricus*）と *Streptococcus salivarius* subsp. *thermophilus* により作製されたものをヨーグルト，それ以外の菌種，菌株使用では「発酵乳」とされている。

3 乳酸菌・発酵食品の保健効果

1900年,メチニコフはコーカサス地方の人々に長寿者が多いのは乳酸菌を多量に含む発酵乳を毎日食べて,それが腸内に定着して,有害菌による腐敗を抑え,老化を遅らせているという"発酵乳の不老長寿説"を提唱した。しかしながら,その発酵乳の製造に用いられている乳酸菌,ブルガリア菌（*L. delbrueckii* subsp. *bulgaricus*）はヒトの腸内に住み着かないことが明らかとなったため,彼の仮説は支持されなくなったのである。その後,1920年代後半に改めて腸管由来の乳酸菌であるアシドフィルス菌（*L. acidophilus*）を用いた発酵乳が提唱された。このような乳酸菌飲料やヨーグルトによる保健効果の解明研究を推進したのが,ヤクルト（株）の代田稔を頂点としたヤクルト中央研究所グループと光岡知足（東京大学名誉教授を中心とした日本の研究者）によるヒトおよび動物の腸内常在菌の構成と機能についての広範な研究成果であることが知られている。腸内常在菌の研究は1960年代から70年代にかけて腸内に多数棲息する嫌気性菌の培養法の開発と多種類の検索用選択培地の考案を中心に方法論がまず確立されたのである。

プロバイオティクスとは

1 プロバイオティクスの定義

　1990年代後半，乳酸菌や*Bifidobacterium*に病気の予防や免疫力をアップさせるなどのさまざまな機能があることがわかってきた。つまり，がん発症の軽減・予防効果のある菌株，ヘリコバクター・ピロリを減少させる菌株，アトピー性皮膚炎の発症を軽減・抑制する菌株など，特定の菌株が腸内常在菌の改善を介さなくても効果を上げるという発見が相次いだのである。

　現在，世界各国で用いられてきたプロバイオティクスの微生物は，*Lactobacillus*（乳酸桿菌），*Bifidobacterium*，*Enterococcus*など，その菌種・菌株は，21種類以上に及んでいる。これらの乳酸菌，*Bifidobacterium*は，乳酸や酢酸，バクテオリシン（抗菌）様物質などを腸内で産生して多くの病原菌や腐敗菌を抑制することが認められたのである。

　乳酸菌の機能性研究を各研究機関や乳業会社が進め，その成果を乳業会社はいち早く製品化し，それまでのデザート食品から乳酸菌の機能をアピールした健康食品としてのヨーグルトを次々と売り出しており，それが昨今のヨーグルトの消費拡大につながっている。

　人の健康効果を示す生きた微生物と定義されていたプロバイオティクスは今や，食品中に含まれるそれぞれの菌体や細菌の細胞成分がもつ機能が腸内常在菌のバランスを変えることによって，人々の健康維持に役立ち，さらには，病気の予防まで可能にすることを意味するようになったのである。ところで，こうしたプロバイオティクスの発信は欧米から

というのが一般的な受け止め方のようであるが，発酵食品の多いアジア地域では知らず知らずに乳酸菌をうまく利用してきた．また，乳酸菌飲料はわが国独自のプロバイオティクスで，すでに1930年代から販売されてきた．欧米人がたとえヨーグルトを多く摂取しているにせよ，生きた乳酸菌が機能しているというような考え方はなされていないのが一般的である．最近になって，乳酸菌に効能を叫ばれるようになって初めて人々に認知され始めたのである．

　プロバイオティクスに用いられる有用微生物に求められる条件とは，①胃酸や胆汁酸などの強い酸によっても，生存する細菌であること，いくら摂取しても，胃酸にやられて大腸まで達しなければ効果がない，②大腸内で増殖することで，腸内常在菌のバランスを変えること，③便の調子や腸内常在菌のバランスを改善，腸内の腐敗物質を減少させるなどの効果をもつもの，④抗菌性物質の産生や病原細菌に対して抑制作用があることなどがあげられる．

　1989年Fullerにより"腸内常在菌のバランスを変えることにより宿主に保健効果を示す生きた微生物"として定義されたプロバイオティクスはその後，"宿主に保健効果を示す生きた微生物およびそれを含む食品"として再定義された（Salminenら）．この定義はプロバイオティクスおよび関連食品の安全性と機能評価が各菌株レベルで科学的に証明されることを要求している．保健効果の指標（Health Claim）はヒト試験により機能発現の機序および臨床試験を行うことを前提としていることはいうまでもない．もしからだにより優れた，目標とする機能が有効に示唆されるならば，機能性の高いプロバイオティクス食品の新しい栄養効果が明らかにされるであろう．しかも，病気リスクの減少，制御などによる健康状態の回復および亢進などが腸内の細菌の機能側面として重要である．これらの定義はプロバイオティクスの有している活性を検証する上で基本となる考え方といってよいであろう．この定義はプロバイオティクスの保健効果に関する国際酪農連盟専門運委員会でも基本的な考え方として捉えられている（Salminenら）．すでに報告されている研

究成績からの広いレビューに基づいて，機能性が高いプロバイオティクスにより製造された機能性食品が実際に商品化されていることも考慮されてよいであろう．

2　予防医学の最前線―プロバイオティクス研究の進展

　消化管内の細菌はヒトの健康に計り知れない影響をもっている．いくつかの優れた研究報告において，ヒトの健康に腸内常在菌とプロバイオティクスがいかに有効であるかが報告されている．生きた微生物が便通異常の時に，腸内環境の改善に添加物として用いられてきた．この主な要因としてヒト腸管由来の菌株を含んでいることも知られている．今日，プロバイオティクスとして用いられている菌株の分離源として，ヒトの糞便から分離される菌株が多く選択されている．

3　機能性食品の働きとは―病気の予防との関係―

　世界の長寿村を訪ねれば，必ず眼にするのが乳酸菌を使った発酵食品である．乳酸菌が健康にいいことは，今や世界の周知の事実である．これまで乳酸菌の効果は，おなかの調子を整える，からだに良さそうという程度であったが，最新の研究で，乳酸菌のさまざまな効能が明らかになり，新しい機能を強調した「機能性ヨーグルト」という言葉が盛んに使われている．

　現在，全国各地で出回っているヨーグルトや乳酸飲料の数は，およそ7,500種類とされている．地域限定ヨーグルトまで含めると，これだけの数が報告されているのだ．まさに「ヨーグルトブーム」ともいえる昨今であり，このブームの背景には，新たに発見された乳酸菌や*Bifidobacterium*の機能を生かした「プロバイオティクス」の効果があることと考えられる．

　予防医学の考え方が進んでいる欧米では，すでに乳酸菌を利用した

「プロバイオティクス」への関心が高まっている。「プロバイオティクス」とは，人のからだに有益な働きをする生きた微生物を含む食品と定義されている。腸内常在菌が，いかに病気の原因を担っているかが明らかとなってきたが，腸内常在菌の中には医薬品を超える21世紀のスーパー・メディカルともいえる高い能力をもつ腸内常在菌も存在すると考えられている。たとえば，大腸がんの予防において絶大な効果を及ぼしたり，胃がんの原因といわれているヘリコバクター・ピロリの活性を抑制したり，アトピーの症状を軽減したりと，実にさまざまな効能がしだいに明らかにされつつある。

1990年代後半，乳酸菌や*Bifidobacterium*が病気の予防や免疫力をアップさせるなどのさまざまな機能があることが明らかにされてきた。その中には，がん発症の軽減・予防効果のある菌株，胃潰瘍・胃がん発症に深い関係があるとされるヘリコバクター・ピロリを減少させる菌株，アトピー性皮膚炎の発症を軽減・抑制する菌株など，特定の菌株が腸内常在菌の改善を介さなくても効果を上げるという発見が相次いだ。

現在，世界各国で用いられているプロバイオティクスの微生物は，*Lactobacillus*（乳酸桿菌），*Bifidobacterium*，*Enterococcus*など，その菌種・菌株は，21種類以上に及ぶと報告されている。これらの乳酸菌，*Bifidobacterium*は，乳酸や酢酸，バクテオリシン（抗菌）様物質などを腸内で産生して多くの病原菌や腐敗菌を抑制することが認められてきた。

乳酸菌の機能性研究を各研究機関や乳業会社が進め，その成果を食品会社はいち早く製品化し，それまでのデザート食品から乳酸菌・*Bifidobacterium*の機能をアピールした健康食品としてのヨーグルトを次々と市場に提供している。

腸内常在菌のバランスを変えることによって，人の健康効果を示す生きた微生物と定義されていたプロバイオティクスは今や，食品中に含まれるそれぞれの菌体や細菌の細胞成分がもつ機能が，人々の健康維持に役立ち，さらには，病気の予防まで可能にすることを意味するようになった。ところで，こうしたプロバイオティクスの発信は欧米からという

のが一般に受け止められているが，発酵食品の多いアジア地域では知らず知らずに乳酸菌をうまく利用してきた。また，乳酸菌飲料はわが国独自のプロバイオティクスで，発売されてから，すでに80年もの年月を経ている。最近になって，多くの人によって乳酸菌の効能が叫ばれるようなって初めて人々に認知され始めたのである。そういう意味でわが国は乳酸菌利用の先進といえよう。

4　プロバイオティクスの効果とは

　ヒトに用いられる有効なプロバイオティクスの基準はすべての菌株がユニークで異なっているという理解をもつことである。このような性状や性質を定義づけるべきであって類似している近縁菌株についても研究すべきであろう。分子生物学的手法を用いて各菌株は厳密に同定され，ヒトへの効果や機序に関する国際的な規模での検証に多くの研究グループが参加し，すべての対象菌株に関する系統的な研究も行うことが重要である。発酵乳用のスターターとして伝統的に使用されており，それによってつくられた発酵食品の保健効果も検証することが肝要であろう。

　一般的にプロバイオティクス効果を検証する多くの研究報告では，すでに報告されている臨床試験成績やその検証に多目的解析が用いられる。大部分の検証研究では小児の急性下痢症の頻回減少への効果に焦点があてられている。効果判定は研究群間における下痢発症期間および下痢頻度の違いをみている。プロバイオティクス治療で小児の急性下痢期間を短縮することが目的であるが，臨床プロトコールの違いのため急性胃腸炎予防に確固たる結論が得られていない。小児の抗生物質誘導下痢症におけるプロバイオティクスの利用は第二の検証事項である。この領域での多目的解析が行われた研究が2つある。多くの報告では一層の研究の必要性を強調するとともにプロバイオティクスの決められた使用における費用および必要性についての検証を述べている。ある成績では潰瘍性大腸炎やクローン病におけるプロバイオティクスと他治療の応用に焦点

をあてている。しかし，プロバイオティクス応用に関する未だ確固たる結論は得られていないのが現状である。コレステロール低下作用についても言及されている。当初，コレステロール低下効果についてはプロバイオティクスの作用として認められないとされていた。ところが，ヨーグルトの短期投与のみで全コレステロール4％の減少およびLDLコレステロール5％の低下を認めたと報告された。ただ，長期投与試験の実施が，コレステロールへの作用についてのいかなる結論を出す前にも必要であることは明らかである。たとえ，プロバイオティクスの性状に有意な違いがあることや菌株効果の再現性が期待されなくとも，いくつかのプロバイオティクスを用いた確認試験ですべて多目的に解析されるべきである。このように，多くの菌株から得られた成績を総合することなく，同一菌株を用いて行われた研究で，より深めた多目的解析を実施することが大切である。得られた成績は単一菌株あるいは決められた菌株の組み合わせたものの有効性を明らかにするであろう。プロバイオティクスの効果に関する報告の多くは厳密に検証されたものといえる。

5 科学的な証明がされた保健効果

❶栄養機能

発酵乳は牛乳や羊乳などに乳酸菌を入れて発酵させたものである。その栄養成分は牛乳とほぼ同じで，タンパク質をはじめ，脂質，ビタミン類（とくにビタミンAとB_2），ミネラル類をバランスよく含んでいる。しかも乳酸菌の働きによって，牛乳よりもさらに消化吸収されやすい状態になっていて，発酵乳として摂ったほうが効率よく利用できる。また，日本人に不足しがちなカルシウムを多く含んでいる上，発酵乳中のカルシウムは，乳酸と結合して乳酸カルシウムとなり，いちだんと吸収されやすくなっている。このほか，乳酸菌によって作られた乳酸は胃酸の分泌を軽減し，胃の負担を軽くする働きもしている。

❷整腸作用

　乳酸菌飲料やヨーグルトの整腸作用については古くから経験的に知られており，胃酸欠乏，栄養不良に伴う下痢症，抗生物質誘導性下痢症，小児下痢症や慢性の便秘症の改善効果が報告されてきた。このような下痢に対する発酵乳の効果は顕著で，1960年代よりカゼイ菌（シロタ株）の赤痢菌保有率の低下，胃腸症状の改善効果，難治性小児下痢症の改善効果などが報告されている。

　これまでの乳酸菌飲料やヨーグルトの整腸作用とは下痢や便秘の解消を中心とした便性の改善が主な作用として論議されてきたが，現在の整腸作用とは便秘・下痢の改善はもとより，腸内常在菌の改善および腸内腐敗物質産生の低下などがあげられている。

　とくに，腸内常在菌のバランスを整える働きに代表される整腸作用は，やはり乳酸菌飲料やヨーグルトのもつ大きなキーワードになっている。いわゆる便性の改善だけではなく，腸内有用菌である*Bifidobacterium*を増やすことができ，腸内腐敗菌である*Clostridium*や大腸菌を減少させることができる。その結果，腸内環境が改善され，クリーンな環境になるとともに便秘を防ぎ，腸内腐敗菌が作り出す有害物質・発がん物質の産生を抑え，排泄を促進させる働きを発酵乳はもっている。これによってがんや老化の予防に役立っているのである。

❸乳糖不耐症軽減

　食餌中の牛乳を発酵乳に置き換えれば，乳糖不耐症の患者の症状を軽減することができるという研究報告がある。発酵産物中の乳糖量の減少は，発酵中の乳糖の部分的な加水分解に依存するが，ヨーグルトはその耐性に貢献大といえる。乳酸菌や発酵乳の産物（低乳糖量，乳酸菌による高乳糖分解活性，発酵乳より得られるあるいは胃酸や胆汁でも生き残れる生きた乳酸菌の小腸内における乳糖分解酵素の増加）の機能がその役割を担っている。細菌酵素，β-ガラクトシダーゼ（この酵素は生きた乳酸菌を含むヨーグルト摂取後，十二指腸および回腸末端より検出される）

が回腸末端における乳糖加水分解による消化を改善することなどが主な因子と考えられる。乳糖消化に影響を与えるほかの因子として，ヨーグルトのような半固形体ミルク産物によるゆっくりとした胃酸の働きなどがあげられる。プロバイオティクスおよび乳製品に用いられている他の乳酸菌のβ-ガラクトシダーゼを検証することは重要である。プロバイオティクスの有するβ-ガラクトシダーゼ活性は0（eg. *Lactobacillus* GG）からかなり高い活性まで実際有意に異なっている。このように，プロバイオティクスの酵素活性と最終産物中で残っている活性が乳糖不耐症のヒトが利用する際に重要な点である。

　最終的にプロバイオティクスによる乳糖不耐症状の軽減に効果的な科学的根拠が示されているが，乳糖分解酵素の活性は菌株ごとに異なり，100倍以上の差がある。このように，乳製品中の乳糖含有量や菌株によりそれは異なっており，十二指腸で放出される酵素はラクターゼ活性に変動するかもしれない。それゆえ，発酵乳すべてが乳糖含有量と細菌由来ラクターゼ活性に同量ではなく，これは症例ごとに乳糖不耐症患者での保健効果を調べることが肝要である。

❹ロタウイルス性下痢症の改善

　Lactobacillus GGはロタウイルス下痢症の改善に有効であるとされている。ロタウイルスに感染した子供の約半数に下痢頻度の減少が繰り返し認められたとしている。アジアでのいくつかの研究報告より水様性下痢治療に効果があったことも報告されてきた。異なる乳酸菌を急性ロタウイルス性胃消化管症で子供のロタウイルスに対する免疫反応効果を比較すると，さまざまな菌株に苦しめられた。ロタウイルスに対する血清抗体，免疫グロブリン性分泌型細胞（ISC）およびロタウイルスに対する特異抗体分泌細胞（sASC）を急性期および回復期で測定した。*Lactobacillus* GG治療はロタウイルスに対するIgA SASCの促進および回復期における血清IgA抗体を促進することと関わっている（Kaila et al. 1992）。乳酸菌の特定菌株がロタウイルスに対して全身および局所

免疫系に働いて，再感染症に対する予防免疫を確立する上で重要な働きをしている。

　生きたあるいは不活化された乳酸菌の効果に対しても二重盲検試験による臨床試験が行われてきた。急性ロタウイルス性胃消化管症の患者に対して生菌である *Lactobacillus* GG 投与を行ったところ，回復期に特異 IgA 抗体反応が有意に高まっていたと報告されている。また，熱処理して不活化された *Lactobacillus* GG も臨床的に効果があることも認められているが，IgA 反応は認められていない。この成績は菌株の生きていることが免疫促進するとして乳酸菌の能力を判定することへの批判かもしれない。またロタウイルスよる下痢症治療に推奨された菌体量（5日間で1日2回，乾燥菌体末 125 g を摂取）による乳酸菌の試験において，*Lactobacillus* GG（菌濃度 5×10^9 cfu/g）が最も効果的であった。ほかに *Streptococcus thermophilus*（95％）and *Lactobacillus bulgaricus*（4％）あるいは *L. rhamnosus*（1％）（2.8×10^8 cfu/g）あるいは *L. rhamnosus*（2.2×10^8 cfu/g）を含む菌体末では下痢の持続期間に効果が認められていない。*L. reuteri* はロタウイルスによる水様性下痢症の持続を短縮することも報告されている。*Lactobacillus* GG によるロタウイルス下痢症の持続を短縮することがプロバイオティクス効果といえる。

　世界中の多くの研究成果およびヨーロッパにおける最近の多中心研究でも確認されている。熱処理により不活化された *Lactobacillus acidophilus* LB1 および *Bifidobacterium lactis* Bb-12 を用いたいくつかの研究報告や *Lactobacillus reuteri* による子供のロタウイルス下痢症の継続を短縮するという2つの研究報告もあげられる。

❺旅行者性下痢症の改善

　旅行者性下痢症の予防について2～3の研究がある。これらは *Lactobacillus* GG および *Lactobacillus acidophilus* LA5 と *Bifidobacterium lactis* Bb-12 の混合物があげられる。これらの研究はプロバイオティクスの有益な効果を示し，報告のないいくつかの研究もあ

るが、旅行者性下痢症における菌株を用いた大規模なヒト有効試験に関する情報がまだかなり足りないのが現実である。最近の旅行者性下痢症についての成績でも使用される菌株の効果に関して科学的に証明されているとはいい難い。

❻抗生物質誘導下痢症の改善

抗生物質誘導下痢症は成人に対して約 10^7 cfu/ml の菌体数を有するヨーグルト（*Lactobacillus* GG 株）を毎日 2 カップ摂取すると防止できたとされている（Siitonen ら, 1990）。また、子供に凍結乾燥菌体（10^9〜10^{10} cfu/ 日）を投与した 2 つの大規模な投与試験でも有効とされている。このように、*Lactobacillus* GG が子供の抗生物質誘導下痢症リスクを減少させる機能を有していることを見い出している。Black と共同研究者（1991）はアンピシリン 500 mg を投与した 20 人を用いた二重盲検験でも証明し、これらを 2 群に分け、10 名には *Bifidobacterium lactis* および *L. acidophilus* LA5 の乾燥菌体（4×10^9 cfu）を投与したところ、プラセボ群に比べて乳酸菌の菌数が高く、そして早く定着していることを報告している。抗生物質誘導下痢症の治療に *Saccharomyces boulardii* が臨床的に効果ありとする結果が得られており、この菌株が多くの国々において医薬品として用いられているが、食品には用いられていない。ほかの乳酸菌では世界中で抗生物質誘導下痢症の治療に効果があることも検証されている。

6 乳酸菌・*Bifidobacterium* の力を発揮させるための条件

プロバイオティクスとは"宿主の腸内常在菌のバランスを改善することにより、宿主にとって有益な作用をもたらしうる生きた微生物"として定義され、生菌細胞の重要性が打ち出されてきた。プロバイオティクスとして、腸内常在菌を改善し、宿主に有益な作用をもたらす微生物の

条件は下記のような点が生菌の有効性を引き出す上で重要であるとしてあげられている。

1) 食経験を含めて安全性が十分に保証されていること。
2) 胃液，胆汁などに耐えて腸内に到達できること。
3) 増殖部位である下部消化管（小腸下部，大腸）で増殖可能なこと。
4) 宿主に対して明らかな有用効果を発揮しうること。
5) 食品などの形態で有効な菌数が維持できること。
6) 安価かつ容易に取り扱えること。

これまで世界各国で用いられてきたプロバイオティクスの微生物は，*Lactobacillus*, *Bifidobacterium* および腸球菌などの乳酸菌が中心であり，これらの乳酸菌は多くの病原菌や腐敗菌が産生される乳酸や酢酸，バクテオリシン様物質などにより抑制するため有効であろうと考えられている。

腸管内でのプロバイオティクスの有効性として，腸管感染症予防，抗生物質誘導下痢症改善，便秘予防・改善，コレステロール代謝改善および乳糖不耐症改善などを含む整腸作用が知られている。プロバイオティクスの摂取により宿主の腸内常在菌の改善や，腸管内腐敗物質の産生低下で，その有効性が発現されると説明されている。今後，プロバイオティクスの応用は腸内常在菌と宿主との相互作用が明らかになるほど拡がっていくものと思われる。

腸内常在菌が宿主の健康や疾病，とくに大腸疾患と密接に関係しているということはますます間違いない事実となってきた。腸内に有害菌が優勢に存在すると，究極的には宿主の病的状態を引き起こすと考えられる。一方，*Bifidobacterium* などの有用菌の存在は，大腸内の効果的な環境コントロールの役割をもち，有用菌優勢・腐敗菌劣勢の腸内常在菌のバランスを維持することは生活習慣病予防・健康維持につながっているのである。

乳酸菌飲料やヨーグルトを製造する上で重要なことはすぐれたスター

ター株を選択することである。世界の乳業メーカーで発売されている乳酸菌飲料やヨーグルトの製造に用いられている乳酸菌株はどれも異なっている。その菌株の特徴として，耐酸性，耐胆汁性，そして安全性などがそれに用いる菌株の重要な性質となっている。

乳酸桿菌が健康の維持・増進にきわめて重要な働きをすることがこれまで多くの研究者によって明らかにされてきたが，菌種レベルでの説明が多く，菌株レベルでの機能の違いなどについては説明されていないのが現状である。

7 プロバイオティクスに求められる厳しい安全性

食品に使用する微生物についての安全性はよく論議されるところである。とくに発酵乳の場合，生きた乳酸菌を食べるわけで，審査の厳しい特定保健用食品制度における安全性試験には，実験動物を用いた慢性・亜急性試験を行うように指導され，かつ，ヒトでの過剰摂取試験が求められている。すでに長年，発酵乳のスターター株として用いられてきたから安全であるという論理は成り立たないのである。

乳酸菌はヒトの食生活と昔から密接に関わり合い，ヒトは乳酸菌の働きとは知らずに発酵食品，発酵乳，乳酸菌飲料を摂取し，そのお陰で体調調節や疾病予防が少なからず行われてきたことが，乳酸菌のさまざまな研究によって明らかにされてきた。このように乳酸菌の安全性とは，昔からのヒトの食生活との密接な関わりから十分に立証されていると考えられている。

さらに，乳酸菌はヒトの胃消化管内や腸粘膜内に常在していて，*L. gaserri*，*L. casei*，*L. rhamnosus* などの菌種は個体差が認められるもののしばしば検出されている乳酸菌である。

近年，乳酸桿菌とヒトの感染症の関わりに関する研究が報告されてきた。一般的に乳酸桿菌は非病原性と考えられているが，心臓疾患の患者から心内膜症に関連する乳酸桿菌がまれに検出され，分離された乳酸桿

菌と心内膜症発症の関連性について検討されている。

8 生きたまま大腸にまで到達できる乳酸菌

　乳酸菌が大腸にまで到達するために，乳酸菌にまず耐酸性，耐胆汁性が要求される。それは胃内の環境がきわめて低いpHであるため，多くの微生物はここで死滅して生き残ることが困難であると考えられているからである。さらに，胆汁も微生物にとって有害な働きをするため，これに対しても耐性でなければならない。世界中で成功している優秀なスターター株はこれらの性質を有している（表2）。

　ヒトを対象にしたL. casei Shirota（以下シロタ株）投与試験において，投与菌数が1 mlあたり10^9個のシロタ株発酵乳飲料を投与し，その糞便中のシロタ株およびLactobacillus, Bifidobacteriumの菌数を調べてみたところ，糞便1 gあたり約10^{10}個の高い菌数で検出され，全被験者の糞便からシロタ株が検出され，もともとヒトの腸内に棲んでいたLactobacillusやBifidobacteriumの菌数ともに増加およびC. perfringensを含むClostridiumの菌数が減少すると報告されている。

　これまでのヒト腸上皮培養細胞への付着性の検討によって，シロタ株が腸粘膜への定着性が高いことが知られているが，シロタ株発酵乳飲料を被験者に摂取させると容易に糞便から高菌数でシロタ株が検出されることも報告されている。このことはプロバイオティクスに用いられる菌株の条件の一つとして，腸内での生残性および定着性が高いことが常に要求されており，それらの菌株がいかに有益な性質であっても腸内に定着しなければ，有効な働きもできないということを意味している。したがって，プロバイオティクス菌株の有効性試験では腸内定着性と投与菌液量との関係について明らかにされることが必須となっている。

　シロタ株の腸内定着性について，健常人志願者に凍結乾燥菌体末を1週間1日1回投与し，その投与量を1 gあたり$1.5×10^6$，$1.5×10^7$，$1.5×10^8$，$1.5×10^9$，$1.5×10^{10}$および$1.5×10^{11}$個の菌数のもので変化させ

表2 わが国で販売されている発酵乳に用いられている乳酸菌・ビフィズス菌 菌株リスト

菌種名	菌株名		トクホ	商品名	販売元
L. casei	シロタ	75年以上も前に，生きたまま腸まで届き，健康増進に寄与するプロバイオティクスとして発見された *Lactobacillus*（発見者：代田博士の名を使っている）。整腸作用，免疫維持作用，膀胱がん再発防止作用などが報告されている。本菌株を用いた乳酸菌飲料として世界31か国で販売されている。	○	ヤクルト乳酸菌飲料	ヤクルト
L. rhamnosus	GG	1986年，米国人ゴルバックとゴルジンによってヒトの糞便から分離された *Lactobacillus*。動物実験で寿命延長効果，抗腫瘍作用などが認められている。本菌株は胃酸，胆汁に強く，小腸で免疫活性を維持し，大腸に達して，腸内環境を改善する菌株。さらに，乳児のアトピー発現抑制効果が認められている。世界23か国で発酵乳として発売されている。	○	おなかへGG！	タカナシ乳業
L. delbrueckii subsp. *bulgaricus*	LB81	わが国の代表的ヨーグルト。2菌種，*L. delbrueckii* subsp. *bulgaricus*（ブルガリア菌）2038株，*Streptococcus thermophilus*（サーモフィルス菌）1131株の働きで作られ，整腸作用が優れている。	○	ブルガリアヨーグルト	明治乳業
L. gasseri	ガセリーSP	ヒトの腸内に常在している乳酸桿菌（*Lactobacillus gasseri* SP）。大腸内での定着性が高く，腸管内に長く留まり優れた腸内環境改善効果が認められている。	○	ナチュレProGBガセリ菌SPヨーグルト	雪印乳業

菌種名	菌株名		トクホ	商品名	販売元
B. lactis	FK12 LKM512 Bb-12	耐酸性，耐胆汁性を有し，大腸にまで到達し，腸内環境改善効果が認められている *Bifidobacterium* (*B. animalis* subsp. *lactis*)。最近わが国で市販されている多くのビフィズスヨーグルトに使われている。	○ ○ ○	デンマークヨーグルト	福島乳業 共同乳業 よつ葉乳業
B. breve	ヤクルト・ビフィズス	わが国でヒト試験，臨床試験を通じて，医学的・栄養学的に整腸作用効果が認められている *B. breve* ヤクルト。ヒト臨床試験において大腸のただれを緩和，とくに潰瘍性大腸炎の症状軽減効果があることが認められた。	○		ヤクルト
L. helveticus	Ck32	*L. helveticus* CK32 は善玉菌を増加させ，悪玉菌を減少させる腸内環境改善効果が認められている。	○		カルピス
L. gasseri	LG21	胃粘膜の改善，胃潰瘍・胃がんに起因するピロリ菌減少に効果があるというこれまでとは異なる機能。		プロビオヨーグルト	明治乳業
L. casei	LC1	胃酸に負けない腸壁への吸着力の強さが特徴の乳酸菌株で，さまざまな病原菌の腸壁への吸着を阻止する作用や小腸に機能して免疫を維持する作用，ピロリ菌抑制作用や腸内細菌由来発がん物質関連酵素の低下も認められている。		LC1ヨーグルト	ネスレ
B. animalis	BIO	世界 12 か国で販売されている *Bifidobacterium* Bioessens 株。本菌株は食物の腸管通過時間を短縮する作用をもつことがヒト試験により証明されている。		ビオ BIO	ダノン

て検討したところ，10^{10}と10^{11}の投与量では全志願者に腸内からシロタ株が検出されている。

治療目的に用いられる抗生物質，アンピシリン，ペニシリンおよびエリスロマイシンをシロタ株と併用投与したところ，腸内ではシロタ株が死滅することなく生き残れるが，試験管内ではある程度の濃度のこれらの抗生物質に対してシロタ株の生残性はきわめて低いことが明らかにされた。しかし，生体内では抗生物質の働きの下でもその生残性が高いことが認められている。アンピシリンを10日間投与した後引き続き3日間シロタ株の投与を継続したところ，約95％の被検者からシロタ株を糞便1gあたり$2×10^6$個の菌数で検出している。このことは有用乳酸菌株がどのような投与形態でも効能に大きな差がないことを意味している。

9　腸内 *Bifidobacterium* や乳酸菌を増加

シロタ株投与期間中もともといた先住の*Bifidobacterium*や乳酸菌の菌数を上昇させる働きも認められた。逆に*Clostridium*や大腸菌の菌数が減少することが明らかとなった。さらに，投与量を増やすとその傾向は顕著なものとなり，シロタ株含有乳飲料の投与量を増加させると腸内*Bifidobacterium*数の増加は促進されることが明らかになった。

腸内常在菌は，同世代の健康成人を調べた限りほぼ同じような構成パターンであるが，それぞれの個人に特有の構成があって，同一個人の日間変動よりも個人差のほうが大きいことが認められている。シロタ株発酵乳を投与したところ，投与期間中で*Bifidobacterium*が増加した被験者とまったく変化を受けない被験者も存在している。これは腸内常在菌の個人差が大きな要因になっているものと理解される。また，先住*Lactobacillus*の増減にしても同様であると考えられる。一方，腐敗細菌の代表である*Clostridium perfringens*も個人差はあるものの相対的にシロタ株発酵乳を投与中は減少する傾向にあるとされている。

4 老化する腸内環境

1　老化する腸年齢―腸年齢チェック―

　年齢を重ねると人のからだは老化してくる。腸もまた，年齢とともに老化する。腸の動きは老化すると鈍くなり，腹圧腹筋が弱くなって，加齢に伴う生理的な老化が腸管運動にも大きな影響を与え，腸内常在菌の状態を変化させる。結果的に，腸内で有害物質である腐敗物質の産生が活発になってくるわけである。

　腸が老化してくると，若い時に比べて，糞便のにおいがきつく，出る量も少なくなる「老人性賽便」といわれる細かい便になる。排便後，いつも残存感があって，すっきりしない状態がつづくと危険信号である。

　さらに，加齢に伴って，*Bifidobacterium* の減少，*Clostridium* や大腸菌の増加が顕著となることが知られている。そして，大事なことに *Bifidobacterium* など，健康によい働きをする善玉菌が急激に減少し，悪玉の腐敗菌が増えてくることが知られている（図1）。

　こうした腸管運動の老化，腸内常在菌の状態の変化は，「腸年齢の老化」といわれている。

　老化すれば誰でも，さまざまな生理機能が低下し，腸内環境も腸内腐敗によって作られた有害物質が腸管から吸収され，老化がさらに促進され，変化していくのである。

　これまで，糞便を採取した56人を調べたところ，若ければ若いほど，腸年齢と実年齢に開きがあることが判明した。20代では，実年齢の倍以上という人はざら，中には，実年齢25歳で腸年齢が74歳の人がいた。

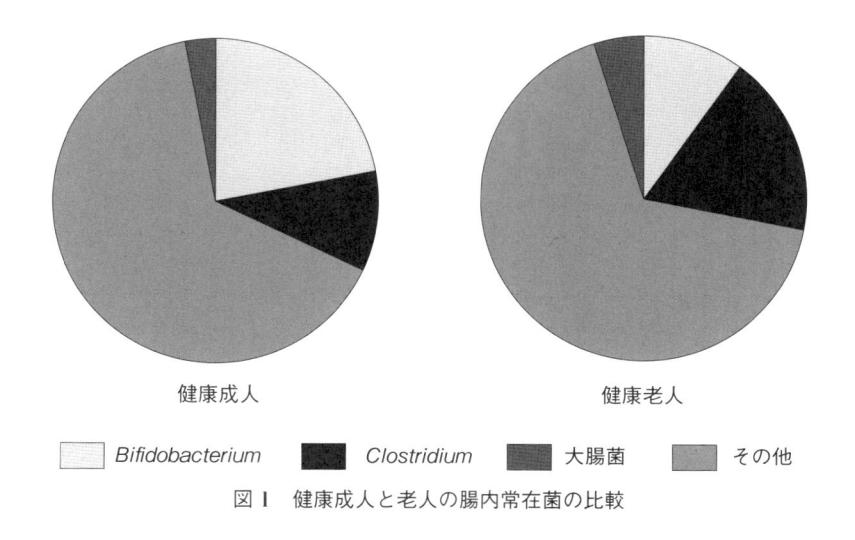

| Bifidobacterium | ■ Clostridium | 大腸菌 | その他 |

図1　健康成人と老人の腸内常在菌の比較

実年齢20代：腸年齢の平均は，45.7歳。
　　　　　　腸年齢は実年齢より20歳〜25歳も上。
実年齢30代：腸年齢の平均は，51.3歳。
　　　　　　腸年齢は実年齢より15歳〜20歳上。
実年齢40代：腸年齢の平均は，54.2歳。
　　　　　　腸年齢は実年齢の10歳〜15歳上。

若い人の腸年齢が老化しており，実年齢を25歳も上回っているのが現実である。

さらに，腸年齢と糞便内の*Bifidobacterium*の菌数を調べたところ，腸年齢が高いほど，*Bifidobacterium*の菌数が減少するのである（☞ p.32, **表3**）。外見は若くても大腸の中は年老いている。今までは「腸の老化は，加齢とともにやってくる」と思われていたが，現在，若い人ほど腸年齢が老化し，腸年齢の老化が急速に進みつつあるといえる。若い女性のとんでもない糞便をはじめ，働きざかりのサラリーマンの糞便の臭さ，そして，**表3**のデータは腸年齢の老化を如実に表している。実年齢と腸年齢が反比例している現実は，生き物としての危険信号といえる。

4 老化する腸内環境

以下の3ジャンル24問のうちで，「はい」と答えた数はいくつだろうか？

【腸年齢チェックテスト】

★トイレに関する質問	はい	いいえ
(1) いきまないと出ないことが多い		
(2) 排便後も便が残っているような"残便感"がある		
(3) 便が硬くて出にくい		
(4) コロコロとした便が出る		
(5) ときどき便がゆるくなる		
(6) 便の色が黒っぽい		
(7) 便が，便器の水に沈むことが多い		
(8) 便が臭いといわれる		
★生活習慣に関する質問	はい	いいえ
(9) トイレの時間が不規則		
(10) おならが臭いといわれる		
(11) タバコをよく吸う		
(12) 顔色が悪く，老けてみられる		
(13) 肌荒れや吹き出物に悩んでいる		
(14) 運動不足が気になる		
(15) 寝つきが悪く，寝不足気味		
(16) ストレスをいつも感じる		
★食事に関する質問	はい	いいえ
(17) 朝食は食べないことが多い		
(18) 朝食はいつも焦って，短時間ですます		
(19) 食事の時間は決めていない		
(20) 野菜が不足していると感じる		
(21) 肉が大好き		
(22) 牛乳や乳製品が苦手		
(23) 外食は週に4回以上		
(24) アルコールをいつも多く飲む		
	はいの数 [ ] 個	

【腸年齢の判定】

★「はい」が4個以下

　腸年齢は，実年齢より若く理想的である。ただし油断しないことが大切。腸内環境はちょっとしたストレスにも影響されるためである。

★「はい」が5〜9個

　腸年齢は「実年齢＋10歳」。まずまずの腸年齢であるが，これ以上高くならないように生活習慣の改善を心がけることが肝要である。

★「はい」が10〜14個

　腸年齢は「実年齢＋20歳」。老化が進行して，腸内環境に危険信号が出ている。今すぐ，食生活，生活習慣，運動習慣の改善を実行すべきである。

★「はい」が15個以上

　腸年齢は「実年齢＋30歳」。腸内環境はすでに高齢者といえる。今すぐに生活習慣を変えなければ，がんや生活習慣病など重大な病気リスクが高まっていく。

【即効！　腸年齢マイナス5歳】

　腸内環境を改善するために，乳酸菌飲料を毎日100 cc，またはヨーグルトを200 g以上，または納豆を1パック食べることを実行すべきである。そうすれば，腸年齢チェックテストの結果から「マイナス5歳」差し引くことができる。

表3　腸年齢と*Bifidobacterium*の相関性

腸年齢	*Bifidobacterium*の占有率（%）
30代	12
40代	12.1
50代	9
60代	9
70代	4.5

2 みた目の若さは「腸年齢」で決まる

　みた目の若さは,「腸年齢」と深い関係があるという調査結果が発表された。調査は2007（平成19）年，東京と大阪の20～60代の女性600人を対象に，ヤクルト本社によって行われた。先述した「腸年齢チェックテスト」で腸年齢を割り出した上で，健康意識を調査したのである。すると，腸年齢が若い人ほど，肌の悩みが少なく，健康状態・体力・気持ち・容姿なども若い傾向があることが明らかになった。また脳の老化現象も顕在化しにくい傾向があることも認められた。

❶若い女性ほど腸年齢が老化

　東京と大阪における20～60代600人の女性の腸年齢を，チェックテストに沿って判定したところ，「腸年齢が実年齢より若い」グループは38.5%と約4割を占めたが，残りは，「実年齢＋10歳」グループは47.2%，「＋20歳」グループが12.5%，「＋30歳」グループが1.8%であった。すなわち，60％以上の女性が腸年齢の老化を示す結果となったのである。

　さらに，実年齢が若い人ほど，腸年齢が老化している傾向がうかがえる。20代女性に限ってこの結果を見てみると，「実年齢より若い」となったのはわずか27.5%で，「＋20歳」グループが18.3%も存在し，一方，60代では「実年齢より若い」グループは50%を占め，「＋20歳」グループは5.8%に過ぎないことが判明した。つまり，若い女性の腸内が，悪玉菌優位のとてもバランスの悪い状況になっていることが認められたのである。

　それにしても「＋20歳」という結果は，このアンケートではそう簡単に診断されるものではなく,「腸年齢チェックテスト」で10～14個のチェック項目があったということになる。いったいどの項目にチェックをしたのか，詳細に検討してみると，24項目のテストで，「はい」の割合が多かった順にあげてみると，①運動不足，②トイレの時間が決まっていない，③ときどき便がゆるくなる，④朝食は食べない，⑤肉が大好き，

⑥食事の時間は決めていない，⑦野菜不足，⑧ストレスを感じる，⑨便が便器の底に沈む，⑩肌荒れや吹き出物がある，⑪残便感がある，⑫寝つきが悪い，⑬タバコを吸う，⑭便が硬くて出にくい，⑮おならが臭い，⑯いきまないと出ない，となった。つまり，20代女性の5人に1人が，このほとんどの項目にチェックしたということである。

❷ストレスがあるほど腸年齢が老化

　またほかにも，腸年齢にある傾向が存在していた。「働く女性」と「専業主婦」では「働く女性」のほうが腸年齢は老化しているのである。また，年収が高い世帯ほど，腸内年齢が若いという結果も導き出された。

　まず「働く女性」は，男性社会で働くことで強いストレスを日々受けていることが考えられた。また，年収が400万円以下の世帯と800万円以上の世帯では，日々の収支のやりくりでストレスに差があると予想できる。つまりストレスの強い人ほど，腸年齢が老化する傾向があることが判明したのである。この結果はストレスと便秘，ストレスと腸年齢の老化，どちらもストレスと腸内環境が関係あるという説を裏づけることを示すものであった。

　この調査結果から，まずストレスによって悪玉菌が増加し，さらに腸の蠕動運動も乱れる。すると，便秘になる人や，逆に過敏性腸炎のように下痢になる人が出てくる。その便秘・下痢が慢性化し重度になっていけば，「腸年齢チェックテスト」の該当項目がどんどん増えて，腸年齢も上がっていくのである。ストレスが多い人ほど便秘が多く，腸年齢も老化していく様子が導き出されるのである。

　実際，チェックテストの24項目のうち，慢性便秘の女性ならチェックする質問は9項目あるので，「重度の慢性便秘＋ストレス」なら10個のチェック項目があることになる。そのためにストレスの強い女性が10個以上チェックして「＋20歳」グループになるという，とても心配な診断結果になった人が多く現れたと考えられた。つまり，ストレスと便秘，そして腸年齢の老化ということが直結していることが伺えたのである。

❸肌年齢は腸年齢で決まる

　まずは「肌年齢」についてのアンケート結果から，「乾燥」「シミやソバカス」「たるみ」「ハリやツヤがない」「目尻や口角のシワ」「毛穴の開き」「毛穴の黒ずみ」「くすみ」「脂性」「化粧のノリの悪さ」「にきびや吹き出物」「アトピー」「その他」「悩みはない」，これら13すべての項目で，「腸年齢が実年齢より若い」人が「＋10歳」や「＋20歳」の人よりも悩みが少ないという結果が出た。グラフをみると一目瞭然である。中でも，『毛穴の開き』は「実年齢より若い」グループ21.6％，「＋10歳」グループ30.4％，「＋20歳」グループ44.2％と倍以上の差。『乾燥』の悩みをもつ人は「実年齢より若い」グループ36.4％，「＋10歳」グループ41.3％，「＋20歳」グループ58.1％と大きく差が出ている。

　『にきびや吹き出物』は，腸年齢が若い人は6.9％とほとんどないのに対して，「＋20歳」の人は26.7％と急増。アトピーも同様の結果となり，やはり悪玉菌による腐敗物質が，肌荒れに直接関係しているということが，考えられた。

　また『肌の衰えを感じるか』という質問についても，腸年齢の若い人ほど肌の衰えを感じることが相対的に少ないという結果が得られた。『肌の衰えを感じることがよくある』と答えたのは，「腸年齢が若い」グループ25.5％，「＋10歳」グループ42％，「＋20歳」グループ47.7％となっている。腸年齢が老化していると，肌の衰えを感じる人が2人に1人もいるというわけである。

　腸内で悪玉菌が優勢になると，腸内で腐敗が進み，腐敗物質や有害物質がどんどん生産され，それらは腸壁から吸収され，血液を通して全身に運ばれて，アレルギー性皮膚炎や肌荒れの原因になっていくと考えられる。血液の中を腐敗物質が流れているようでは，美肌は望めないのは当然であろう。肌荒れや吹き出物が多いようでは，ハリやツヤ以前の問題である。アンチエイジングのためには，まずは腸内環境を整えることが大切。これは今までにない視点として，アンチエイジングに影響を与えそうな事実だといえる。

❹脳年齢は腸年齢で決まる

　みた目の若さの次は頭の若さである。脳年齢とはズバリ，脳の若さ。誰もが，「子供の頃は物覚えがよかったけれど，今ではなかなか覚えられない」とか「すぐに固有名詞が出てこない」などの脳の衰えを，ある程度は感じているだろう。認知症になりたくないのはもちろん，脳も若々しいままでいたいと切望するが，明確な対策は存在しないのが現実である。この「脳年齢」も腸年齢が若いほど若く，腸年齢が老化しているほど退化するという結果が，この調査で明らかになった。腸内常在菌学者の研究でも，脳の機能と腸内常在菌の関係にまで踏み込んだ論文はまだ発表されていない。今後，この調査結果をもとに実験を行って実証することが必要である。

　まず「脳の衰えを感じますか？」という質問には，「衰えをよく感じる」と答えた人が，「腸年齢が若い」グループ20.3％，「＋10歳」グループ30.4％，「＋20歳」グループ33.7％となり，腸年齢が老化している人ほど，脳の衰えを自分自身で感じていることが明らかになった。

　そして具体的に，どんな部分で脳の衰えを感じるのか，次の11項目について質問をしたところ，「固有名詞，漢字が出てこない」「何をするために行ったかを忘れる」「会話に『アレ』『ソレ』が多い」「新しいことが覚えられない」「何を言おうとしたかを忘れる」「物をあちこちに置き忘れる」「同じ話を繰り返ししゃべる」「アイデアが浮かばない」「簡単な計算ができない」「物事を決められない」「同じことを長くつづけられない」，11個すべての項目で，「腸年齢が若い」グループが一番衰えを感じている割合が少ないという結果が得られたのである。

　『何をするために行ったかを忘れる』では，「腸年齢が若い」グループは41.1％，「＋10歳」グループ55.5％，「＋20歳」グループ62.8％となり，なんと「＋20歳」グループの3人に2人が，「何をするために行ったかを忘れる」と答えている。ほかにも，「会話に『アレ』『ソレ』が多い」などは「腸年齢が若い」グループは37.7％，「＋10歳」グループ51.9％，「＋20歳」グループ51.2％と，大きく差が出た。

ここで注目したいのは，単なる物忘れレベルではなく，「アイデアが浮かばない」「簡単な計算ができない」「物事を決められない」などの，知能レベルにまで影響していることである。こういったビジネス能力に直結するような部分が，腸年齢の老化とともに衰えるのだとしたら，若い人の腸年齢が老化していることは社会にとっても重大な問題であろう。すでに健康問題だけでなく，社会人の労働能力にまで影響してくる可能性がみえてくるのである。

若い人の食生活の乱れや運動不足から，腸内環境が悪化していることは，すでに述べた通りであるが，それがみた目の老化，さらに脳の衰えにまで影響しているとなると，重大問題である。この脳年齢と腸内常在菌との関係は，さらに研究を進めるべき分野だと提言したい。

このように，腸内常在菌の新しい研究分野は広がる一方であり，がんや大腸炎などの病気，アトピー，さらには肥満，そして肌年齢，腸年齢……。腸内常在菌研究が本格的に開始されて60年余で，腸内常在菌研究は，一気に予防医療分野のトップランナーへと踊り出ているのである。

毎日コンピュータの前に座っていると，運動不足となり，ストレスがたまって，タバコを吸う。食事といえば，高カロリーのスタミナ食。食事は簡単に，短時間，しかも食べる時間は一定していない……。自分のことだろうかと思う男性も多いだろう。女性ではなく，中高年の男性では腸内環境はどうだろうか。ある製薬メーカーの調査によると，家族の中で最もトイレの後が臭いのは，「中高年の男性」との結果が出ている。この世代の80％の男性が，家族から「トイレの後が臭い」といわれると答えている。糞便の臭さのもとは，大腸内の *Clostridium* や *C. perfringens* 菌など，悪玉菌と呼ばれる細菌の働きである。こうした細菌は，大腸内に滞留する食物などに作用して，アンモニアやインドール，スカトールといった有害物質を産生しており，これがにおいの原因になっている。

おならの臭さもまた，しかり。おならは大腸内の細菌が食物を分解する時に発生するガスが外部に出たもの。成分の9割は，窒素や水素ガス，

メタンガス，二酸化炭素など，無臭性のものだが，残り1割が糞便のにおいと同じ臭気ガス。おならの臭さと糞便の臭さは同じもの。臭くなるのは，大腸内で悪玉菌が優勢になり，有害物質を作り出しているからである。トイレの後の臭さは危険信号といえる。中高年の男性のトイレの後が臭いということは，それだけ腸内で悪玉菌が増え，からだが蝕まれていると考えられる。

❺アンチエイジングの救世主　「腸年齢」

みた目より若くみられたい，年をとっても元気にスポーツや仕事をしたい，というのは女性も男性も願っているのが現実である。今，健康産業界のメインテーマは，この「みた目年齢」や「自分で感じる年齢」を若くすることである。化粧品はもちろん，健康食品や，健康器具，ファッションに至るまで，今の日本はアンチエイジングブームに乗っかっている感がある。

ではアンチエイジングのためには何をすればいいのか？　肌のアンチエイジングであれば，高級な化粧品を使ってシミやたるみ，ハリ・ツヤなどを回復させるのも一つの手かもしれない。健康食品を買い込んで，決まった食品を毎日食べている人，毎日散歩している人，ストレスをためないよう心がけている，毎日筋肉トレーニングをしているなど。アンチエイジングのための対策は，人それぞれであろう。

3　急増中の大腸の病気

腸年齢の老化と病気の関係はどうなっているのであろうか。食事の不規則なサラリーマンなら，まず気にするのは，大腸がんであろう。健康診断では必ず，便潜血検査があり，腸内の出血は炎症かがんである可能性を意味している。出血があれば，さらに大腸スコープなどで検査するのが常なる流れ。けれども，便潜血反応は，大腸がんになった人を調べているのであって，発症する前のチェックではない。

図2 臓器別がんの死亡率の推移

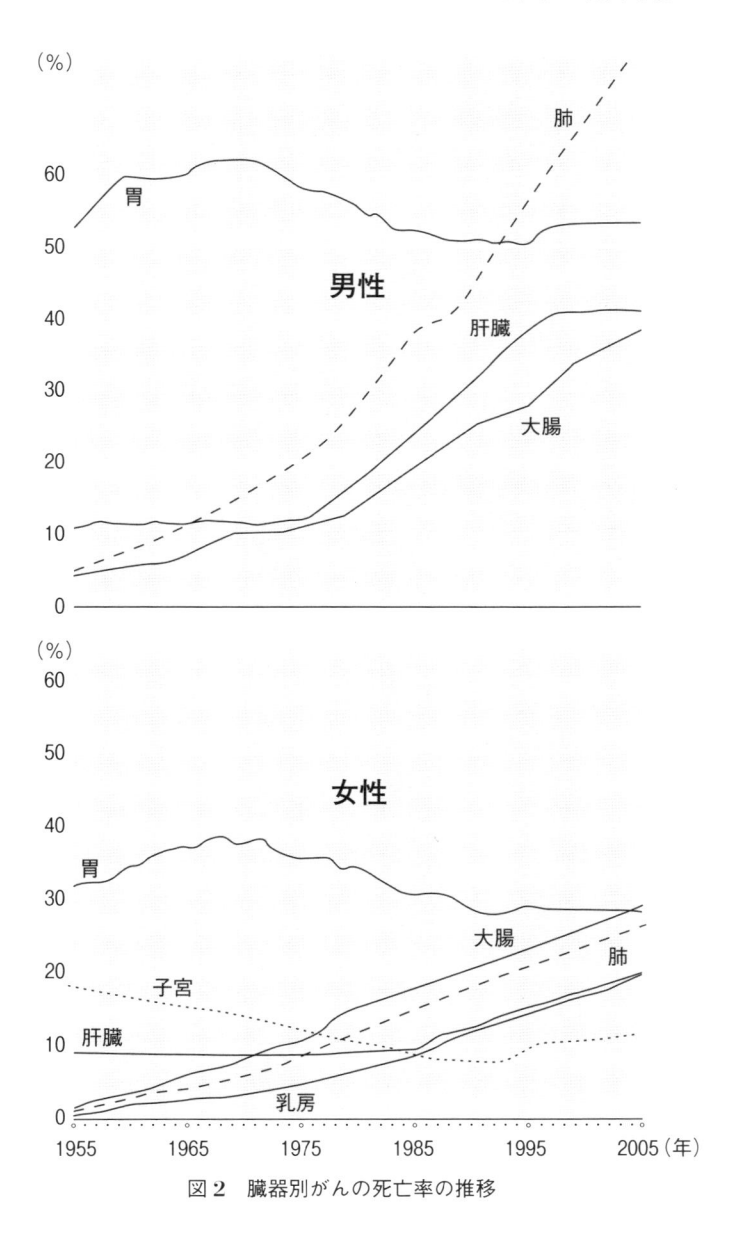

　臓器別のがんの死亡率を表した図2をみると，男女とも胃がんが減って，1980年代半ばから大腸がんの発症率が急激に増加していることが報

告されている。2004年に，大腸がんの発症数は女性で胃がんのそれを抜いているのである。女性は，乳がんに劣るものの，急カーブを描いている。とくに，働き盛りの男性に，急激に大腸がんが増えてきたことは実感されるだろう。

　しかし，大腸がんばかりではなく，大腸に関する病気もまた，増えているのである。過敏性腸症候群，クローン病，潰瘍性大腸炎，虚血性大腸炎，大腸ポリープ，痔腸などである。便秘と下痢が交互に起こりちょっとした緊張で腹痛になる，いつ，便意をもよおすかわからないので，怖くて通勤時に電車にさえ乗れない。これは，過敏性腸症候群の典型的な症状である。ストレスを抱える働き盛りの世代に多くみられる。また最近，年齢の若い人たちに潰瘍性大腸炎やクローン病が多くみられる。消化管に潰瘍や腫瘍ができ，ひどい時には腹膜炎を併発して死亡するケースもあるほどである。原因は不明だが，肉やファーストフードなどの食生活に関係していることが考えられる。

　人間のからだの中で，最も病気の種類の多い臓器はどこであろうか？実は，意外にも大腸なのである。大腸内には糞便1gあたり，1兆個，1,000種類以上の腸内常在菌が棲んでいて，その構成は，きわめて個人差が大きいことも知られている。その個人差が，病気の多さに関係していると考えられるのである。

　大腸は「病気の発生源」といっても過言ではない。というのも，腸内常在菌が産生する有害物質は，直接腸管壁から吸収されて，さまざまな部位に働いている。それらが栄養や生理機能，免疫，感染，老化，発がんなどにきわめて大きな影響を及ぼすのである。大腸に棲んでいる細菌が作り出した有害な物質は腸管を通って吸収され，発がんや大腸疾患の引き金になり，それらを促進するようになってくるのである。がんは大腸内常在菌が作り出すさまざまな有害物質によって促進されることが，最近の研究で明らかになってきた。がんの予防は，腸内常在菌抜きでは考えられないようになってきている。さらに，腸内常在菌は，さまざまな生活習慣病の原因とも密接に関係しているのである（図3）。

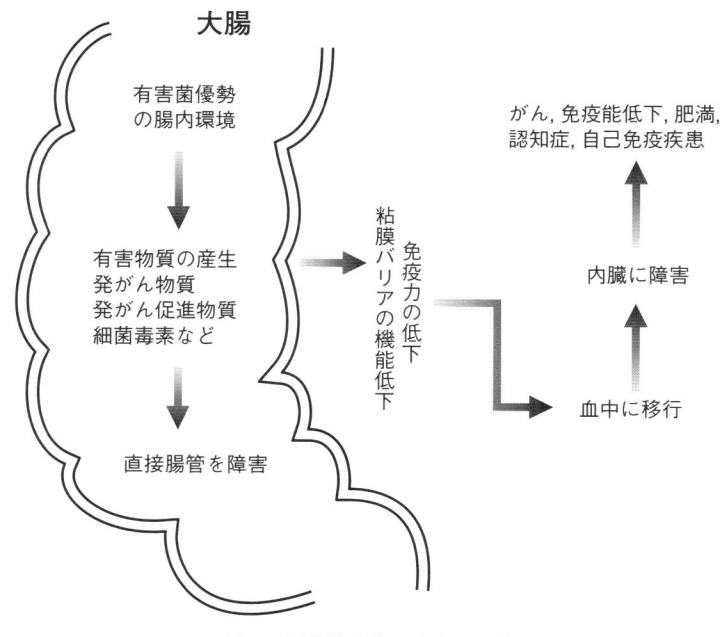

図3 腸内常在菌と疾患の関係

　もともと「健康の発信源」だったはずの大腸が,「病気の発生源」になってしまった。それが今の腸の現状である。はっきりいえば, 腸内常在菌の変化が, 病気のもとを作ってきたといえる。とくに, これから社会を背負っていく人たちの腸が, 不健康のもとを作っている現実はやはりゆゆしき事態といえよう。

4　増える便秘の危険性

　便秘解消のための商品は, その種類, 数ともに増加の一途をたどっている。調査によると, 便秘で悩んでいる女性は48％, 2人に1人の割合とされている。さまざまな便秘の種類には, 以下のような理由があげられる。
　朝起きられずトイレに行く時間がない。そのため, 平日は出さずに,

週末になると下剤を飲んで1週間まとめ出しをする「週末トイレ症候群」、ストレスのため便秘になり、1日に浣腸を5、6回使わずには出ないほどの「ストレス性便秘」、ダイエットのしすぎ、パンやお菓子など、糞便のもとにならないものしか食べず、出すものがないという便秘、子供たちの間でも、4〜5日に1度、糞便をちびちび漏らす遺糞症といわれる便秘も多くなってきている。また、2週間糞便が出なくても、便意を感じない若い女性たちが多いのが現実である。

　こうした便秘は、腸年齢の老化の端的な症状だといえる。

　便秘になると、吹き出物が出やすく、顔色も黒ずんでつやがない。便が滞ると、悪玉の腸内常在菌が有害物質を産生し、それが大腸壁から吸収されて全身の血中にめぐるようになるのである。その結果、皮膚に常在する菌の活性を高めているのである。

　便秘になると、大腸内にガスがたまり、大腸内の環境も変わってくる。有害物質ができてからだに悪い影響を与えている。腸内環境が変わることで、さらに便秘がひどくなるという悪循環に陥ってしまうのである。

　とりわけ女性の場合、中学・高校生の頃から、朝食抜きで学校に行き、服装もミニスカートでからだを冷やす。当然、便意をもよおさなくなる。また、「トイレは臭いところだから恥ずかしくて行けない」「行くとバカにされる」という社会的な側面も、排便を我慢させる一因となっている。

　便秘イコール病気とはいえないが、便秘は、長年の食生活の偏りの結果を示しているのであって、腸内の腐敗細菌が多くなると、さまざまな有害物質が産生されるために、病気と直結してくるのである。そして病気になるまでの期間は10年と考えられ、今、20代の若者の便秘が増えている理由が、10代からの食生活、生活習慣および運動習慣の影響であると考えられる。義務教育期間中では食物繊維が入った学校給食の支給があり、便秘になりにくい傾向であるが、高校生になると給食もなくなり、甘い、おいしい、かさのない、自分が好きなものだけを食べるようになってくることや、しかも、夜更かしをして朝食抜きが常となってくる生活が10年もつづけば、便秘を引き起こすのは当然といえる。

便秘薬は即効性があるが，薬によって解消させることは，選択の大きな誤りである。食生活，生活習慣や運動習慣で自分の便秘を解消する，あるいは，少しは軽減させるという努力をしなければ，ますます便秘を促進する結果となってしまう。便秘薬，便秘予防薬に慣れてしまうと，便秘はますますひどくなり，薬が効かなくなることを警告したい。

5 腸年齢老化の原因
―高タンパク質・高脂質・低食物繊維の現代食

では何が，腸年齢を老化させ，病気の質を変えたのであろうか？

原因は，何といっても食生活の変化であろう。農林水産省の調査によると，1960年代以降，食生活で最も変化したのは肉類の消費量である。この50年間に，11倍に増えたとされている。1960（昭和35）年の国民1人当たりの肉の消費量が平均3kgとすると，1995（平成7）年には，35kgになっている。伝統的な和食（ご飯，みそ汁，漬け物）から，肉食へと変わった食生活の欧米化が，病気の質を変えた要因と考えられる。肉類・加工肉の過食により，腸内常在菌の構成も大きく変化してきたと考えられる。

大腸がんの発生と肉類・加工肉の摂取量は，比例して増えてきている（☞ p.39 図 2，p.44 図 4）。

大腸がんの死亡率が高い国として米国が知られているが，しかし，米国においても，昔から大腸がんによる死亡率が高かったわけではない。1920年代を境に，それまで多かった胃がんに大腸がんがとって代わり，またたくまに大腸がんによる死亡率が増加してきたのである。米国の1920年代というと，第一次世界大戦の戦後特需景気を謳歌し，国民一人ひとりの生活が急変し，各家庭の冷蔵庫の普及率が高まった時代背景の下，生肉の保存が利くようになって，肉の消費量が急激に伸びたことと直結しているのである。肉を多食することが大腸がんに影響している事例が，米国に移住した日本人にもみられる。米国に移住した日本人の一

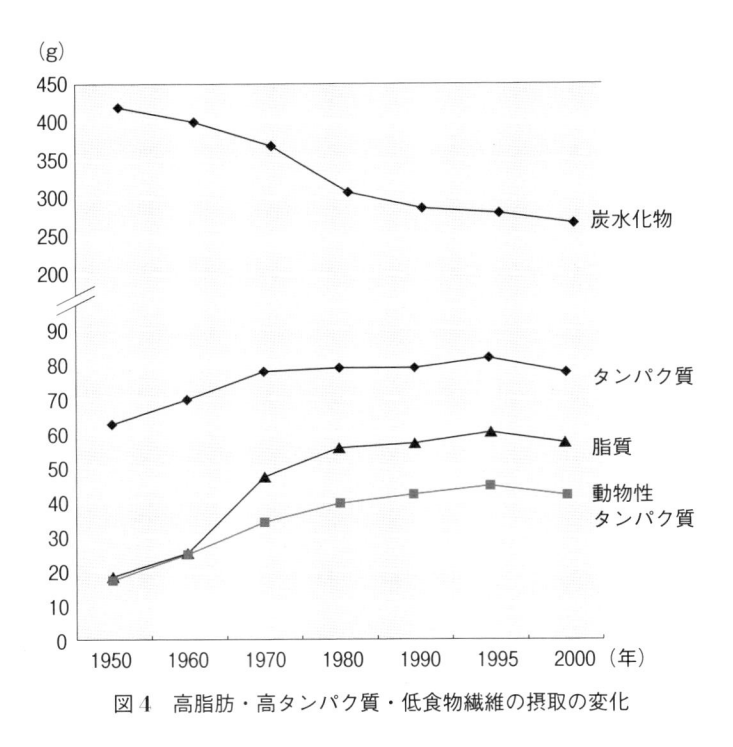

図4 高脂肪・高タンパク質・低食物繊維の摂取の変化

世には,未だに胃がんが多いが,二世,三世になると,大腸がんの発症率は,米国白人並みになってくるである。頑固に日本食を守り,しょっぱいものを食べる一世と,高タンパク質・高脂肪の米国人と同じ食生活を送る二世,三世。食生活の変化が,がんの種類と死亡率を変えてきたといえるのである。

さらに,農村部の伝統的な日本食を食べている人と都会の日本人,カナダの高脂肪食を摂っている人とを比べると,かなりの差が認められている。農村の人たちは Bifidobacterium が高いが,都会の日本人,カナダ人の場合は Bifidobacterium が低い(図5)。高脂肪・高タンパク質の食生活は,若者たちが好んで食べるファーストフードに典型的にあらわれている。ハンバーガーとポテトフライ,毎日食べても飽きないというが,これを食べた時の脂肪の摂取量がどのくらいになるのであろうか?

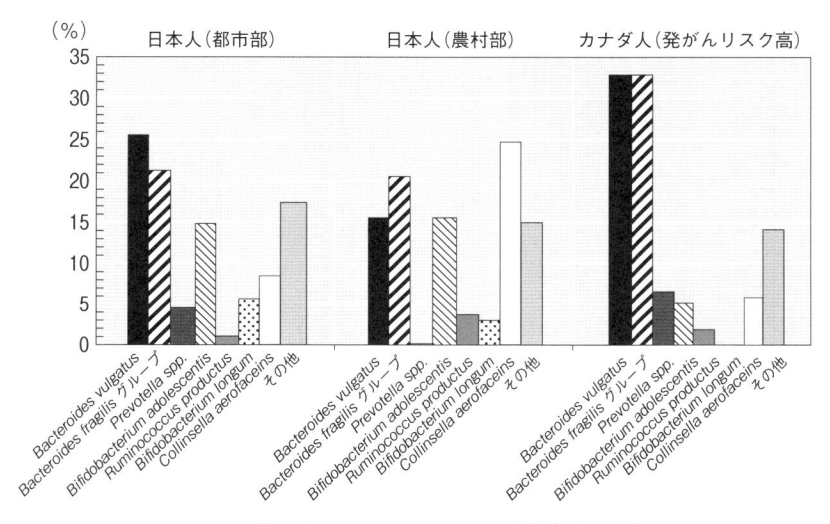

図5　居住地域の違いによるヒト腸内常在菌の比較

「カロリーも脂肪も高そうだけど…」と思うかもしれないが，実は，これだけで脂肪は40g。大人1人に適当な1日の脂肪摂取量の50gを8割も満たしてしまうのである。もちろん，これ以外にも食事は摂るのだから，脂肪が超過することは間違いないといえる。また，ファーストフードには圧倒的に揚げ物が多いことも事実で，使われる食材も揚げる油も，動物性脂肪を多く含んでいる。これに含まれる飽和脂肪酸は，血液中のコレステロールを上げ，動脈硬化や脳梗塞などの病気の原因になっている。動物性脂肪の多量摂取は腸内常在菌も変え，悪玉菌を増加させることになってしまうのである。

食生活の欧米化は，食物繊維の減少にもあらわれてくる。辻らによると戦後の食生活の欧米化により，現在の日本人の1日あたりの食物繊維の摂取量は，1947（昭和22）年の約27gの半分，15gになっているが，厚生労働省が定めた食物繊維の目標摂取量は1日あたり，20～25g。この目標値に5～10g不足なのである。

こうした食物繊維の減少が，大腸がんの増加と相関関係にあることは，数多く報告されてきた。大腸がんによる死亡率は，この30年間で3倍

近くになり，男性の場合の死亡率は，1993（平成5）年に米国を追い越している。食物繊維は，昔は栄養にならない「単なるカス」，よくて「おなかの掃除屋」と位置づけられてきたが，最近はその効用が見直され，第六の栄養素といわれるまでになっている。

病気にならなくても，現代の食生活がからだを危険な状態にしていることは，便をみれば一目瞭然である。すでにバーキットらの調査でもそのことは明らかにされている。

ウガンダの黒人と精製されたパンを食べるイギリスの女子学生の便を比較すると，その量はウガンダ人で1日1kg，イギリスの女子学生で100g。腸内の便の滞留時間は，ウガンダ人は24時間，女子学生は72時間から92時間だったと報告されている。

朝起きて水を一杯飲めば，胃の刺激が大腸を刺激し，さらに神経を刺激して便意をもよおすのがわれわれの正常なからだといえる。胃・腸・神経，脳・腸・神経の回路があって，胃が圧迫されれば脳に行き，脳から大腸へ信号が送られ，機能が働くという生理的な機構をわれわれはもち合わせている。しかし，その機構が麻痺してしまうと，出るものも出なくなり，感覚的にもなんとなく，からだが重くなってくる。病気ではないけれど，なんとなく調子がよくない状態を作っているのが，日本の人たちの腸の現状であろう。糞便が出ないことの本当の意味を知ってほしい。

また，臭い糞便，臭いおならの源も，高タンパク質，高脂肪食が原因なのである。とくに，高脂肪食が大きな引き金になっており，腸内常在菌が作り出す腐敗物質，有害な物質がにおいの元なのである。ストレスもまた，有害な細菌が増やしている。生活習慣が悪ければ，そのまま腸内環境も変化してくるのが常である。

Column 毎日，1.5 kgの肉を食べつづけたら

今まで，大腸がんの発症率の高い地域と低い地域では，そこに住む人々の腸内環境にはっきりとした差がないとされてきた。ところが，イギリスのヒルらは，大腸がんの発症率の高い地域の人々の腸内には，悪玉菌のバクテロイデスの菌数が高く，低い地域の人々には，善玉菌の腸球菌が多く検出されると報告したのである。

また，米国のFinegoldらは1983年に，食事による変化が糞便中の常在菌にどのような影響を与えるかの結果を報告している。伝統的な日本食を食べている日系米国人，標準的な欧米食を摂っている人たちの腸内常在菌を調べたところ，日本食を摂っている人からは，欧米食を摂っている人よりも，腸球菌，*Eubacterium*と嫌気性菌が多く検出されたとしている。ただし，この調査では，*Bifidobacterium*の優位な差はなかったとしている。さらに，米国のMooreらは，伝統的な日本食を摂った場合は，*Bacteroides*，*Eubacterium*，*Bifidobacterium*などが優勢になると報告している。こうした報告や統計的な報告により，食事や生活習慣が，がんと密接に関係していることがしだいに明らかにされてきたのである。

では，肉食を恒常的に摂取していると，腸内常在菌の環境はどのように変わるのか？

日本人を被験者に1日1.5 kg，朝に300～400 gのハムやソーセージを食べて，昼と夜に，それぞれ500～700 gの牛肉を40日間ひたすら食べてもらったところ，便の変化はさらに劇的に変化した。黄色みがかっていた便はしだいに黒ずみ，40日目ぐらいには，ほとんど，タールのような黒といってもいい色になったのである。においはだんだんきつくなり，腐ったような強烈なにおいを発し始めてくるのである。

糞便のpH値は，7.5～7.6。正常な便はpH値が，6.2～6.8ぐらいでやや酸性を帯びていたが，それがアルカリ性になったのである。腸内常在菌はというと，*Bifidobacterium*は減少し，初めの総数に対する占有率20％だったものが，15％になり，*Clostridium*は10％から15％に増加してきた。この結果から，肉ばかりを食べつづけると，便中の腐敗細菌が増え，*Bifidobacterium*が減少することが明らかとなった（図6）。*Clostridium*が増えて腐敗が進むと，さまざまな有害物質が作られ，中でも，悪玉菌によって作られる二次胆汁酸は，大腸がんの原因となる物質を作ることも指摘されている。

*Bifidobacterium*を減らす腸内常在菌の環境を変える要因は，食べ物，

ストレス,運動不足,あるいは極端なダイエットがあげられる。こうしたことが腸年齢の老化を促進しており,生活習慣病の中で,この腸年齢の老化こそが,端的にその病気のリスクを上昇させる要因になっているといえる。

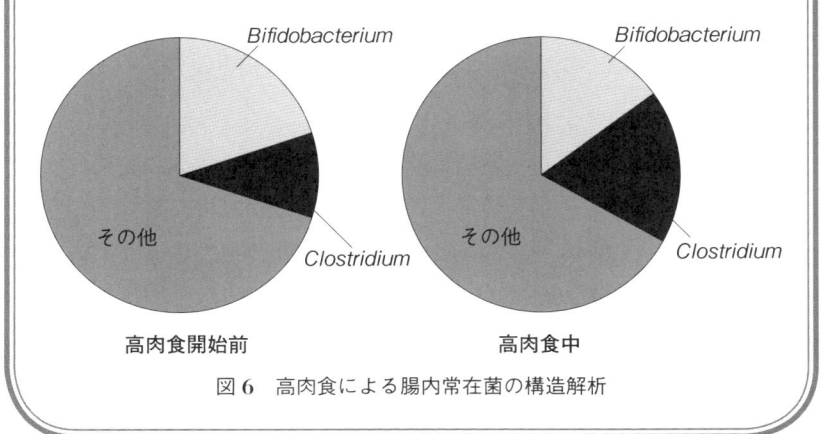

図6 高肉食による腸内常在菌の構造解析

5 プロバイオティクス研究を支える腸内常在菌の働き

1 培養を介さない手法による腸内常在菌の解明

　21世紀は腸内常在菌の構造と機能が全面的に解明され，それを人類は自らの健康管理に応用しえる時代である．事実，1997年から2009年までに発表されたヒト腸内常在菌に関する論文数（PubMed上での調査）を検索してみると，右肩上がりに増加し，総論文数は年間500報を超えており（図7），いかに腸内常在菌への関心が高いかを物語っている．さらに，この10年における腸内常在菌研究の成果が反映して，プロバイオティクスに関する発表論文数の増加も著しい．

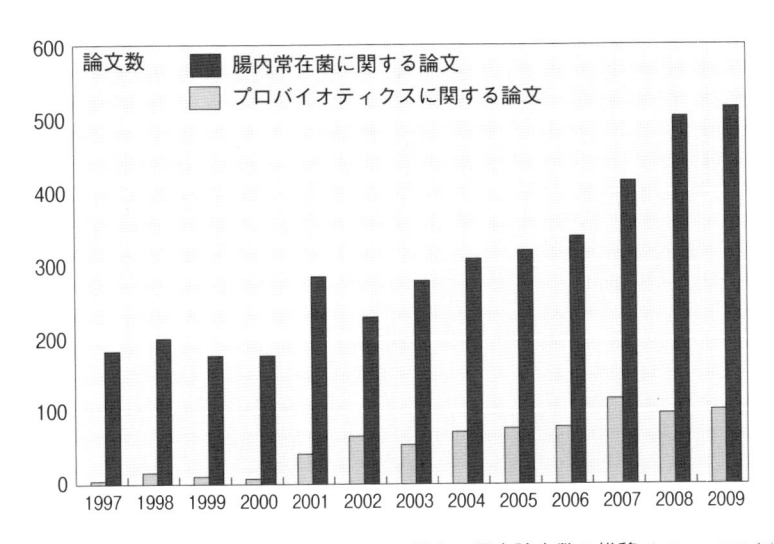

図7　腸内常在菌とプロバイオティクスに関する研究論文数の推移（1997～2009年）

実は，これまでにわかっていた腸内常在菌の種類は，腸に生息する細菌の20%程度。残りの80%の腸内常在菌は，その種類も機能も解明されておらず，ブラックボックスの中にあった。「わかっていたのは，たったの20%？」。腸内常在菌の研究は，そうした実態であった。腸内常在菌は酸素を極端に嫌う嫌気性のため，研究に必要な培養は非常に困難であった。そこで，培養できる菌のみが研究の対象とされてきた。しかし，21世紀を目の前にして，分子生物学的手法を使い，培養を介せずに，糞便中の細菌のDNA（デオキシリボ核酸）を解析することに成功した。今まで培養困難な未知なる腸内常在菌の全容が解明されてきたのである。
　この腸内常在菌を構成する腸内常在菌の全容解明があったからこそ，便に含まれる細菌から腸内環境がわかり，腸年齢の老化が，さまざまな病気の引き金になることが判明してきたのである。そして，新時代のプロバイオティクス研究が開始されたのである。
　まず，明らかになったのは，腸内に生息する細菌数である。腸内の糞便1gあたり10^{12}個，つまり1兆個近い腸内常在菌が棲んでいることが判明し，その種類は1,000種類以上であった。これは，現時点での数だから，その倍は存在すると予測される場合もある。
　さらに，「大腸に潜む腸内常在菌の菌全体の重さは，1kg以上」と聞いたら，その多さに驚かざるを得ない。目にはみえない小さな細菌が，1kg以上も大腸内に棲息しているのである。
　腸内常在菌とは，名前のごとく腸内にいる細菌である。20世紀の初頭に，ウィーン大学の小児科教授T・エシェリッヒが最初に大腸菌を発見し，大腸にはEnterobacteria「腸の桿菌」およびEnterococcus「腸の球菌」がいると発表した。
　微生物学では，目にみえない微生物を目にみえるようにすることが大切なポイントである。寒天培地を作り，その培地上に菌を含むサンプルを塗って，1つの細菌が増殖して集まり，寒天培地上にコロニーという集落を作成する。その集落を，塗抹標本を造り，主にグラム染色して1,000～1,500倍率の顕微鏡下で菌形態を観察すると，棒状の桿菌か，球

体の菌か，菌の形態がわかるようになるのである．グラム染色という染色法で菌を染色し，赤く染まるのがグラム陰性菌で，青く染まるのがグラム陽性菌である．そこで，形状とグラム染色による4つの組み合わせで，おおよその菌の同定，つまり名前あてが可能になってきたのである．そうして，腸内には，グラム陽性桿菌，グラム陽性球菌，グラム陰性桿菌，グラム陰性球菌がいることが明らかになってきたのである．

1950代以降，嫌気性培養法が確立されるに及んで，腸内常在菌の大部分が生きた嫌気性菌，つまり，酸素があると生育できない菌であることがわかったのである．それによって，腸内常在菌の菌群・菌属の構成の一部が明らかとなり，人の健康，老化，病気との関係が研究され始めたのである．

さらに，1980年代に分子生物学的手法が開発され，腸内常在菌の研究に少しずつ用いられ，90年代半ばになって，これまで培養困難であった未知なる細菌を含む腸内常在菌の全体像を把握する技術が展開されて，多様な全容が解明され始めたのである．

分子生物学的な手法による腸内常在菌の解析の特色は，大きくいって2つある．1つは，今まで培養困難だったために，その存在が明らかでなかった細菌の存在を明らかにしたこと．2つめは，細菌を菌群，菌種，菌株レベルで，定量的，かつ迅速に，再現性をもって特定できるようになったことである．

今までは，腸内常在菌の全体の様相がわからなかったために，菌属・菌種・菌株の関連を明確にすることが困難であったが，腸内常在菌の16SリボゾームDNA塩基配列を解析することで，菌種レベルまで特定していく分子生物学的手法により菌種の系統的な関連性を明らかにすることに成功したのである．しかも，迅速にかつ定量的に，さらに高い再現性も得られることなど，腸内常在菌研究の推進に大きな貢献をしたのである．

このように，新たにPCR法などによって細菌の遺伝子分析が可能になり，腸内常在菌についての研究が開始され，まず，ヨーロッパの研究

グループが，糞便からDNAを取り出して，腸内常在菌を構成する菌種パターンを解明し始めたのである。コロニーを眺めていた時代からは，糞便から直接，菌種パターンを解明することができるなど想像もできないことであった。

「糞便中の10～25％の細菌は培養可能だが，残る75％は培養困難，不可能な菌である」と報告され，21世紀を迎える前に，日本人の腸内常在菌の全容も解明され始めたのである。そのために，分子生物学の手法を使い「培養困難とされている菌」の解明に研究を大きくシフトさせながら，腸内常在菌の全容解明へと展開してきたのである。

すなわち，それを構成している腸内常在菌の約20％は培養可能な既知菌種であるが，残り80％は培養困難かあるいはその菌数が低いため，未同定・未分類な菌種である。ところがこの腸内常在菌の70～80％を占める未同定菌種の解析に16SリボゾーM（r）RNA遺伝子を指標とする分子生物学的手法が導入され，ようやく難培養・難分離の腸内常在菌の全貌がみえてきたのである（図8）。

ヒト腸内常在菌の多様性解析を行うために大便から抽出したDNA中

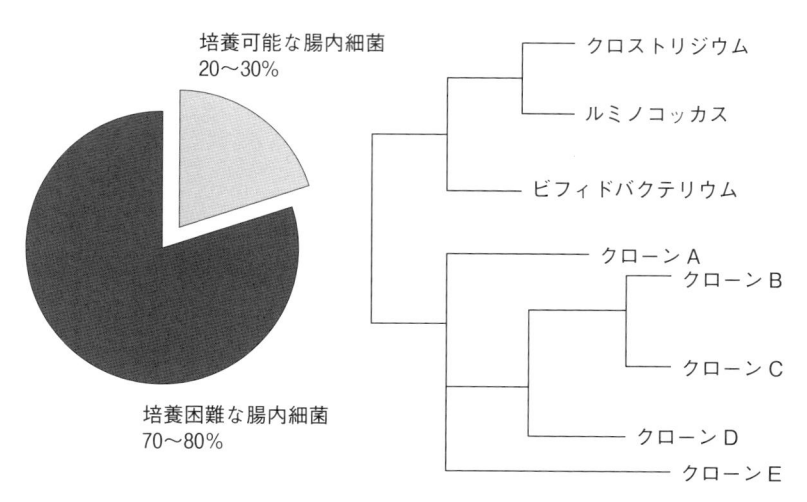

図8　腸内常在菌の全容解明（分子生物学的手法の導入によりその全容を解明）

の16SリボゾームRNA遺伝子をPCRで増幅した後，得られた増幅産物をクローニングによって単離して，クローンの塩基配列を解読し，構成菌種を解析することにより，分離培養が困難であった菌群を含めたその全容がようやく解明された。クローンライブラリー法の駆使による菌種レベルでの解析で，これまでの培養法の成績と同じく *Faecalibacterium*（以下，*F.*）*prausnitzii* が高頻度かつ高菌数で存在することが明らかにされ，また，FISHとフローサイトメトリーの組み合わせにより，未培養 *Ruminococcus*（以下，*R.*）*obeum* 様菌種がヒトの腸内常在菌の最優勢構成菌群である *C. coccoides-E. rectale* グループの約16％を占める最優勢菌種であることを示した。

一方，WilsonとBlichingtonらは，本法を腸内常在菌の解析に初めて用いて，培養法では分離困難であった *Clostridium leptum* サブグループが優勢に検出されることを示した。Suauらは健常成人1例から284クローンを解析し，*Bacteroides* グループ，*C. coccoides* グループおよび *C. leptum* サブグループの3つの菌群が腸内常在菌の全体の95％を占めることを報告した。さらに，Hayashiらは，成人，老人およびベジタリアンの腸内常在菌を詳細に解析し，健康な日本人男性3名の糞便より744クローン（DNA）を取り出し，抽出クローンの25％を98％のホモロジー率を示す31既知菌種に同定し，残り75％のクローンが99の新規なファイロタイプ（系統型；Phylotype）に属することを明らかにした（表4）。また，極端な菜食主義者の腸内常在菌解析により，*Clostridium* rRNAクラスター XIVa, IV および XVIII が優勢に検出され，高齢者（75～88歳）の腸内常在菌の解析の結果，240クローンを分離し，その46％を27種の既存菌種に同定し，残り54％はファイロタイプであるとしている。老人の腸内より分離されたクローンは83種類の菌種あるいはファイロタイプであり，その13％は新規のファイロタイプであった。健康成人の成績と異なり，*Clostridium* rRNAクラスター XIVa の出現が一例を除いて低く（2.5～3.6％），*Clostridium* rRNAクラスター IV や IX およびガンマープロテオバクテリア（*Gamma proteobacteria*）の高頻度出

表4 16SリボゾームDNAクローンライブラリー法による健康成人，菜食主義者および高齢者の腸内菌叢の比較（%）

細菌（群）	健康成人 A	B	C	菜食主義者 D	高齢者 E	F	G
Clostridium クラスターI	0	1.1	0	0	0	0	0
Clostridium クラスターIV（*Clostridium leptum* グループ）	22.7	12.4	11	13.1	34.7	16.1	9.5
Clostridium クラスターIX	0	9.8	34	0	0	35.8	14.3
Clostridium クラスターXI	0	0.4	0.8	0	0	1.2	0
Clostridium サブクラスターXIVa（*Clostridium coccoides* グループ）	58.8	23.7	29	59.6	25.3	2.5	3.6
Clostridium サブクラスターXIVb	0.5	0	0	0	0	0	0
Clostridium クラスターXVI	0	4.1	0	1.7	4	0	0
Clostridium クラスターXVII	0	8.3	0	0	0	2.5	0
Clostridium クラスターXVIII	0	0	0.4	12	0	0	0
Bifidobacterium	0	0.4	5.3	0.5	0	0	0
Lactobacillus	0	0	0	0	0	1.2	0
Cytophaga-Flexibacter-Bacteroides	5	9.4	16.3	6	20	8.6	15.4
Streptococcus	3.7	28.8	0.4	0	2.7	1.2	0
Preteobacteria	0.5	0.8	1.6	0	5.3	17.3	54.8
Epsilon subdivision				3.3			
その他	8.8	0.8	1.2	3.8	8	13.6	2.4

Hayashiらのデータを引用

現が認められている。また，Eckburgらは3名の健常成人の大腸の粘膜組織（盲腸，上行結腸，横行結腸，下行結腸，S字結腸，直腸）および大便から13,355クローンを解析し，各個体に固有のフローラが形成されていること，部位によって常在菌の構造に違いがあることを報告した。

2 菌種特異的プライマーによる腸内常在菌の解析

これまで未解明であったヒトの腸内常在菌の菌群レベルでの解析には，Frank らによる *Clostridium coccoides-Eubacterium rectale* グループ（*Clostridium* クラスター XIVa，XIVb），*Bacteroides fragilis* グループに特異的なプローブや Harmsen らによる *Lactobacillus/Enterococcus*，*Ruminococcus* グループ，*Atopobium* クラスターに特異的なプローブおよび Langendiik らの *Bifidobacterium* 属に特異的なプローブが有効とされている。これらの報告は，腸内常在菌の構造解析に分子生物学的な手法による新しい分類体系を導入した点で意義がある。

FISH とフローサイトメトリーの組み合わせにより，Zoetendal らは，未培養 *Ruminococcus obeum* 様菌種がヒトの腸内常在菌の最優勢構成菌群である *C. coccoides-E. rectale* グループの約 16% を占める最優勢菌種であることを明らかにした。(Mueller らは，230 例のヨーロッパ人の腸内常在菌の構成を，年齢層，性別，および国別での違いについて解析し，イタリア人における *Bifidobacterium* の構成比は，年齢層に関係なくフランス，ドイツ，スウェーデン人のそれに比べ 2～3 倍も高いこと，60 歳以上の高齢者群における大腸菌群は，地域に関係なく若年齢群（20～50 歳）に比べ高いこと，*Bacteroides-Prevotella* グループは男性群が女性群に比べて高いことをそれぞれ示した。Takada らは，FITC，TAMRA，Cy5 の蛍光色素と菌種特異的プローブの組み合わせにより，*Bifidobacterium* 7 菌種を同時に検出・識別するマルチカラー FISH を開発した。培養可能な腸内常在菌の最優勢菌種である 12 菌種に特異的なプライマーを用いた半定量的な解析によって，*F. prausnitzii*，*R. productus*，*C. clostridioforme* などがヒト腸内に最優勢で存在することを示した。さらに，Matsuki らは *Bifidobacterium* の菌種特異的プライマーを用いて，ヒト成人 46 名の糞便サンプルから抽出した DNA を用いて *Bifidobacterium*（以下，*Bif.*）の菌種分布を解析した。その結果，*Bif. adolescentis* グループ，*Bif. catenulatum* グループおよび *Bif.*

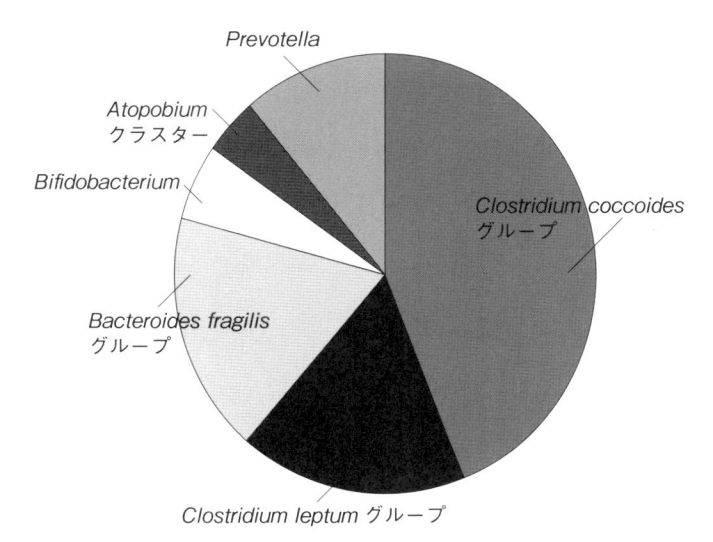

図9 特異的プライマーによるヒト腸内最優勢菌群の構成
（Matsukiらのデータを改変）

longum の3菌種が健常成人の最優勢菌種であることを報告した。これは定量的PCR法が，従来の培養法の検出限界以下の低い菌数レベルで在住している菌種を検出できることを示した典型例である。

同様に，ヒト腸内常在菌の最優勢構成菌群である *C. coccoides* グループ，*C. leptum* サブグループ，*Bacteroides fragilis* グループ，*Bifidobacterium*，*Atopobium* クラスターおよび *Prevotella* の各菌群に特異的なプライマーを用いて解析したところ，*C. coccoides* グループ，*C. leptum* サブグループ，*B. fragilis* グループ，*Bifidobacterium* および *Atopobium* クラスターはすべての個体から最優勢構成菌群として分離され，*Prevotella* は約半数の個体から分離されること，*C. coccoides* グループおよび *B. fragilis* グループは *C. leptum* サブグループ，*Bifidobacterium* および *Atopobium* クラスターに比べ個体間での菌数変動が少ないことを確認している（図9）。また，成人6例の8か月間の個体内での最優勢菌群の菌数変動は長期間維持安定していることも報告されている。

しかしながら，多種のプローブからほぼ同レベルの蛍光強度を得るための条件設定はきわめて困難であり，この手法が腸内常在菌全体を解析するシステムに応用されるにはまだその道のりは遠い。本法による検出感度を向上させるためには，rRNA量の少ない菌体の検出方法，プローブの細胞膜透過性やハイブリダイゼイション効率の向上など，基本的な技術の改良も必要である。

3 一人ひとりの細菌パターンの検索法
―腸内常在菌プロファイル―

腸内常在菌の遺伝子のDNAを解析する方法は，大きく分けて1) PCR法，2) 定量PCR法，3) FISH法，4) DGGE/TGGE法，5) ターミナルRFLP法（Terminal Restriction Fragment Length Polymorphism）の5種類の方法があげられる（**表5**）。

それぞれの解析方法には特徴があるが，PCR法や定量PCR法，FISH法は菌種・菌群を定性・定量的に解析するのに適している。DGGE/TGGE法は単純な微生物群集を把握するのに優れた手法とされている。

表5　腸内常在菌解析に用いられる分子生物学的手法

評価項目	PCR法	定量PCR法	FISH法	DGGE法/TGGE法	ターミナルRFLP法
多様性	×	×	×	○	○
容易性	○	○	○	○	◎
測定時間	1.5時間	40分	3時間	12時間	1時間
定量性	×	○	○	半定量	半定量
検出限界	10^2	10^{2-3}	10^5	無し (?)	無し (?)
データベース化	×	× (?)	× (?)	○	◎
検索対象	菌種・菌属レベル			微生物群集の把握	複雑な微生物群集の把握

ターミナル RFLP 法は，複雑な細菌叢を数値として把握し，遺伝子を全自動解析するシステムによって短時間での解析が可能な手法といえる。さらに，それにより得られた成績をデータベース化し得るため，ターミナル RFLP 法が腸内常在菌の多様性解析に優れていることが報告されている。

　ターミナル RFLP 法とは，糞便から細菌の DNA を抽出し，16S リボゾーム RNA を電気泳動させて，そのバンドパターンで腸内常在菌を調べる解析方法である。つまり，DNA のある塩基に蛍光色素をつけて，特定の制限酵素を使って切り取られた 16S リボゾーム RNA 塩基の断片の相対量を測るというものである。実際には，糞便から直接得られた腸内常在菌の遺伝子を 4 種類の制限酵素（Hha1, Msp1, HaeIII, Alu1）で切断し，切断された断片の量を遺伝子解析システムによって検出する手法である（図10）。そこで得られたピークの面積を自動測定することで，腸内常在菌の構成を解析するものである。

　図11には，ターミナル RFLP 法によって得られた健康な成人男性 1 名の腸内常在菌の多様性解析パターンを示す。

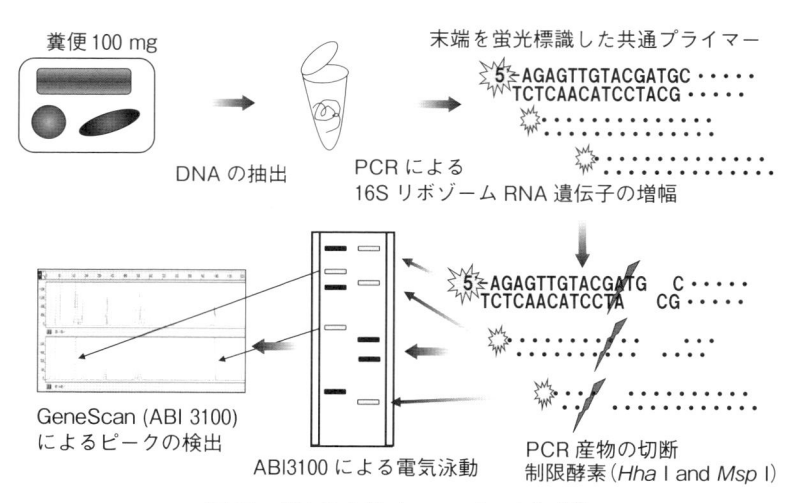

図10　腸内常在菌プロファイルの作成法

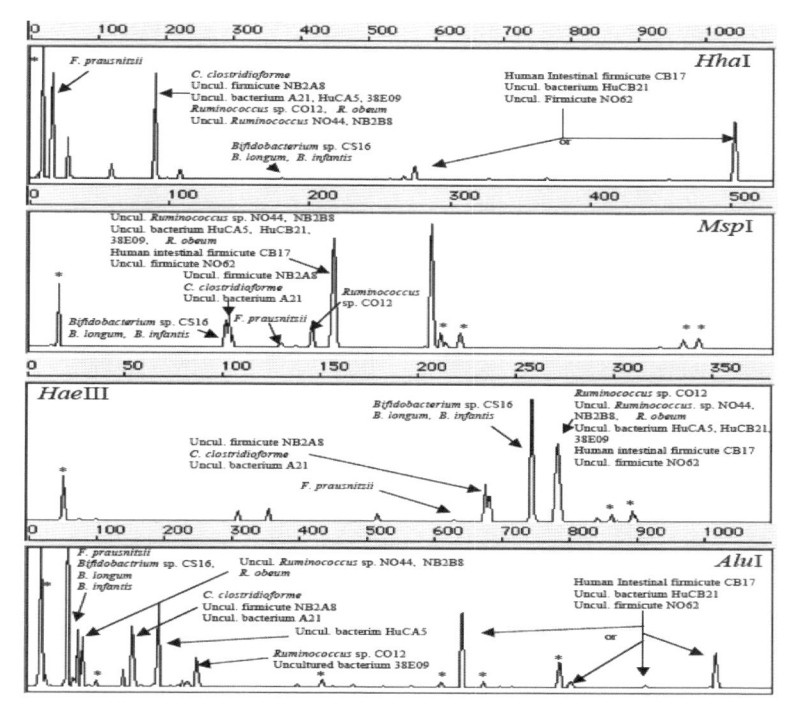

5 プロバイオティクス研究を支える腸内常在菌の働き

図 11　ターミナル RFLP 法によるヒト腸内常在菌の解析（Matsumoto ら）
4 種類の制限酵素使用による健康な成人男性の腸内常在菌の多様性解析パターン。4 種類の制限酵素（Hha I, Msp I, Hae III, Alu I）を使用した解析ソフト「マイクロビオータプロファイラー」による菌種（群）の同定。

　こうしたパターンを，「腸内常在菌プロファイル」と呼び，4 種類の制限酵素によって，腸内常在菌の特定の DNA 配列を切り取り，その断片の分布量を調べる。縦軸は制限酵素で切られた塩基の相対的な量，横軸は塩基数を表している（Matsumoto ら）。
　ピークのパターンは個人ごとに異なり，ピークの違いは腸内に存在する常在菌の構成が異なることを示している。同じ人でも，年齢，性別や環境要因（居住地域，食生活，生活習慣，運動習慣など），さらに健康状態によってもそのパターンは変動する。
　こうした個人ごとの「腸内常在菌プロファイル」を多数蓄積して分析

することで，デンドログラムという腸内常在菌の系統樹ができる。これは 16S リボゾーム DNA クローンライブラリー法で得られた系統樹よりも，複雑な多様性解析が迅速にできる。このように，分子生物学的手法を用いることで，腸内常在菌の全容が解析できるようになり，また，一人ひとりの腸内常在菌のパターンもとらえられるように研究は発展している。

4　腸内常在菌学から腸内環境学へ

　相対的な腸内常在菌の様子がひと目でわかるのが，「腸内常在菌プロファイル」である。個々人の「腸内常在菌プロファイル」を多数集めてデータベース化すれば，どのようなパターンが健康な状態なのか，また，ある特異なパターンと病気との相関関係が判明するはずである。たとえば，大腸がんの人では，特定部分のピークが高く，クローン病の人では別のピークというように病気とピークのパターンが対応する関係がわかれば，病気になる以前に，腸内常在菌プロファイルのピークの動きを知ることで，病気の発病を予防・初期の発見ができる可能性がある。

　さらに，パターンによって病態の段階がわかれば，人によって異なる治療効果の評価もできるだろう。「腸内常在菌プロファイル」のデータベース化が実現すれば，病気との関係だけでなく，年代や食事によって，自分の腸内環境がどのように変わるかも知ることができ，生涯にわたる腸内常在菌と病気・生活習慣との関連がわかる「腸内環境個人データベース」もできるだろう。

　こうしたヒトの腸内常在菌の多様性解析は，分子生物学的手法で飛躍的な発展を遂げたが，これによって得られるデータを蓄積することで，健康維持・病気予防に役立つ重大な役割を演じることが期待できるのだ。このように，未知なる腸内環境という巨大なブラックボックスに分子生物学のメスを通して，科学の光が差し込もうとしている。

5 環境によって変わる腸内常在菌

　では，腸内常在菌の全容が解明されてわかってきた微生物の世界から，われわれは何を読み取ることができるだろうか。

　細菌といわれると，われわれはまず，有用菌なのか，有害菌なのか，どちらの性質をもつ菌なのかと分類したくなる。たとえば，酒を作るのに有用な菌は，*Lactobacillus*・サケ，焼酎を作るのには *Lactobacillus*・ショウチュウなどと，細菌の名を機能の特徴から特定してきた。細菌を「いいやつ」と「悪いやつ」，有用か有害かの2つに分類しようと考えてしまう。

　無菌状態であれば1.5倍寿命が延びるわけだから，基本的には腸内常在菌は有害だ。けれども，われわれは腸内常在菌抜きに生きることは困難である。善玉・悪玉といわれるが，有害と思われる細菌も，環境が変われば有用な菌に変わり，また逆に，病原細菌でも特定の酵素を利用して，有用菌になることもある。環境によって，有害・有用が論じられるのであって，その菌だけを取り出して，有害・有用と決めつけることはできない。善玉菌といわれる *Bifidobacterium* にしても病巣から検出される場合もある。また *Lactobacillus* でも，免疫機能が低下している人の歯根から侵入して，心疾患の起因菌となる場合もある。微生物は，有用な面と有害な面を両方もち合わせている。また，よい働きもしないが害にもならない中間的な菌もある。

　たとえばA菌がB菌と結びつくとA菌は有用に働き，A菌とC菌とが結びつくと有害な作用を及ぼす。菌の性状は変わらないが，細菌の置かれた環境によってもっている機能が変わるのだ。微生物をより遺伝子レベルでとらえると，環境によって，微生物のもっている機能の発現が異なることが明らかにされつつある。

　分子生物学的な手法を用いて，培養できる菌と培養困難な菌が存在することが明確になったが，培養が困難な菌とは，どのようなことを意味しているのだろうか。細菌を培養する培地は，体内で常在菌が生育する

条件と同じわけではない。

　また，培養困難な菌が多いということは，細菌の生育が培地の条件だけによっているわけではないことを意味していると考えられる。たとえば，A菌とB菌が共存できない関係にあれば，どんなにA菌にとって生育の条件が整っている培地でも，B菌があればA菌が生きられない。

　逆に，A菌はB菌がいなければ生育できないとしたら，A菌が培養できないのは培地のせいではなく，A菌が依存するB菌の存在が欠けていることが原因と考えられる。単一の菌の種類を同定するだけでなく，大腸内の細菌を固まりとしてとらえ，その関係を調べなければ，腸内常在菌の世界は理解できないであろう。

　今までの腸内常在菌の研究は，分類学を背景にして，微生物の生態をとらえることが主だったが，これからは，腸内で腸内常在菌がどのような機能を発揮しているか，その条件を解明する研究が求められる。菌同士や，腸内の環境の変化で，細菌の機能がどのようになるかを調べていくということだ。つまり腸内常在菌をパターンとしてとらえ，その生態の変化を調べることが求められるのだ。

6　腸内常在菌解析を用いた新しい健康診断法確立

　腸内常在菌の単分離・培養を介さないアプローチにより，ようやくヒトの腸内常在菌の全貌が見渡せるようになってきた。培養を介さない手法によるヒト腸内常在菌の多様性解析「腸内常在菌プロファイル」の確立はヒトの健康増進・病気予防のための方策を探る上で重要な役割を演じることが期待されている。これまで得られた研究成果を基にしたヒトの新しい健康診断法の確立に貢献し得ると思われる。

　こうした腸内常在菌解析技術の進展は健康診断法への応用を可能にしている。健康診断においては，血液および尿を中心として検査が行われ，糞便についての検査項目はきわめて少ない。体調機能の反映である糞便から得られる情報を駆使して，新しい健康診断法の確立を願って，理研

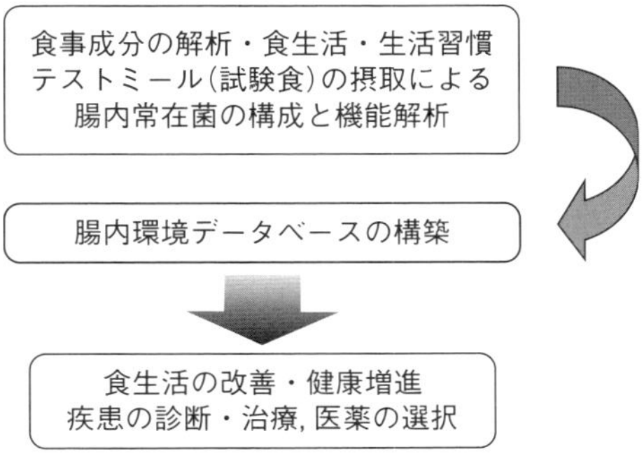

図12 おなかクリニックプロジェクト

における特別研究室プログラムを活用し，企業からの資金協力を得て辨野特別研究室を開設することとした．発足したわが辨野特別研究室は，「個人別の生理・代謝機能を計測・評価する技術システムを構築する」ため，まず，被験者に基本的な栄養素と生理機能性素材類（諸アミノ酸，食物繊維など）を含む内容成分の明確な試験食品（テストミール）を一定期間摂取してもらい，その後，糞便，血液，尿中の微生物学・生理学的な内容を精密に分析する（図12）．同時に被験者の疾病状況や生活習慣に関する情報を，データベースとして整理し，生活習慣病の予防や効果的な治療に利用できるシステムを構築することを目的としている．構築したシステムを健康診断の一環として導入することにより，各種の生活習慣病に対する個人別危険度の判定や，当面の指導・処置を行うことに活用するなど，これまでにない新しい医療サービスの可能性を追求しようというものである．

❶腸内常在菌解析による疾患把握や食生活の改善に取り組む

2005（平成17）年より弘前大学医学部社会医学講座（中路重之教授）が総括して，青森県の特定地域の健康増進プロジェクトが開始された．本プロジェクトは10年間に及ぶコホート研究で，その目的は「平均寿命の延伸」とされている．肥満，飲酒，喫煙，運動習慣，食生活，年齢，

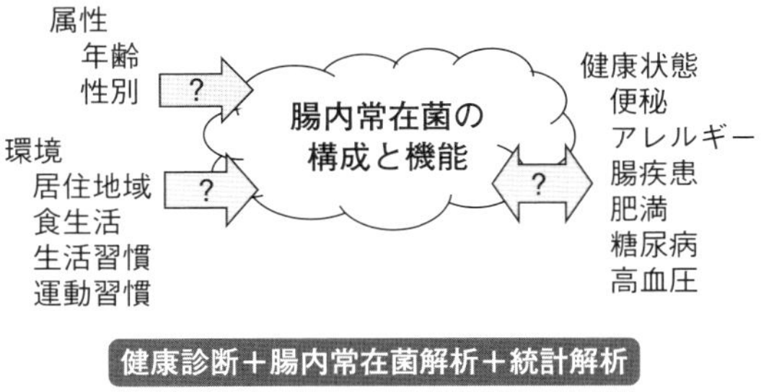

図13　健康と腸内常在菌のデータベース構築

性別などさまざまな要因のうち,「腸内常在菌プロファイル」解析を加えてこそ,その要因の裏付けが可能と考えて開始された。これまでの明らかにされている加齢による腸内常在菌の構成パターンが,従来の年齢より早く出現してくることが明らかとなった。また,地域住民の食餌成分と各腸内常在菌の出現との関連性も認められるようになってきた。以上の成績は腸内常在菌のパターンを解析することにより,対象者に見合った食餌成分やライフスタイルの提案も可能となるわけである。さらに,成分が明らかな食餌成分（テストミール）を摂取させ,それに反応する腸内常在菌の特徴把握が可能となる。したがって,腸内常在菌のパターンを集積したデータベースから,食生活,生活習慣や運動習慣などを考慮して,病気リスクの軽減に向けた取り組みが可能となろう（図13）。

❷腸内常在菌検査を用いた新しい健康診断法の確立

腸内常在菌検査を用いた新しい健康診断法の確立に向けて,以下の課題があげられる。

1）大腸を中心とした個人別の生理・代謝機能を一定間隔で詳細に計測・解析することにより,生活習慣病の類型化と食生活への指導指針作成や機能性食品素材の効果を,被験者の個人ごとに分別・評価できる技術システムを作る。

2）内容成分の明確なテストミールの調整・生産から始まって,摂食した被験者から採取した試料を精密分析して,各種の生活習慣病に対する

個人別危険度の判定や当面の指導・処置‥など，新しい"医療サービス産業"を構築する。

3) 国内には1千数百万人を超える生活習慣病患者とその予備軍がおり，国民医療費の増加は財政上の大きな問題となっている。若年層も含めた予防医学的観点からの"生理・代謝機能を個人別に計測・評価"する技術が求められており，先進諸外国においても類似の予防医学サービスを展開する。

4) 食生活の"快適性（QOL）"を残しながら個人別の生理・代謝機能と食生活習慣を計測・分別できる「テストミールと採取物の精密分析」の技術システムを構築し社会に貢献する。

❸腸内常在菌検査を用いた新しい健康診断法確立に向けた，データベース構築プラン

腸内常在菌検査を用いた新しい健康診断法の確立に向けた，具体的なデータベース構築プランとして

1) 数日程度を念頭にして，基本的な栄養素と生理機能性素材類（諸アミノ酸類，食物繊維など）を含む内容成分の明確な食品のみを，被験者に在宅のままで摂取させる。

2) 日常生活のQOLを残しながら，固定した食環境において採取した糞便・血液・尿中の微生物学・生化学的な内容を精密分析し，被験者個人の生理・代謝機能を計測し，同時に収集した個人別疾病状況や生活習慣に関する資料と合わせてデータベースを構築する。

3) 数百項目／人に及ぶ定量化された資料を，健常被験者（30～70代，1,000名：男性500名，女性500名）から収集し，そのデータベースを多変量解析などの統計的手法により指標因子を摘出して，総合評価することにより，各被験者を"基本類型"に分別する。同時に機能性食品素材の効果を判定するとともに，時系列的な資料を基に個人別の疾病危険度の分別を図り，生活習慣病の予防や効果的な治療と機能性素材類の利用に使える技術システムを構築する（図14）。

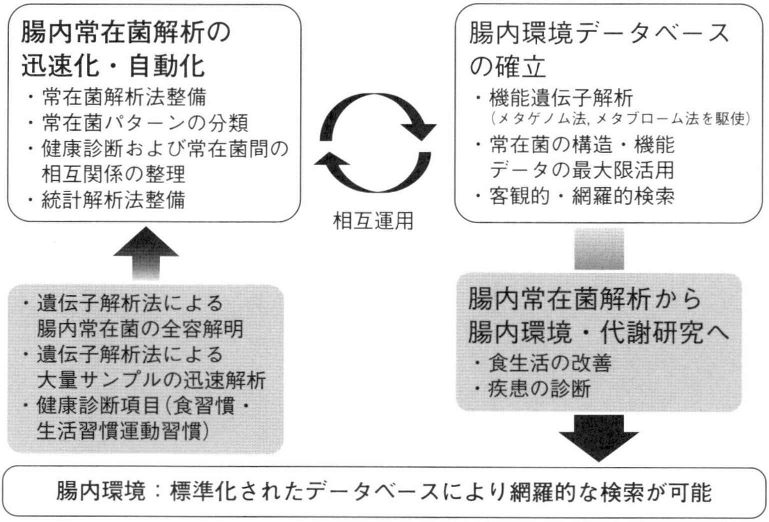

```
┌─────────────────────┐              ┌─────────────────────┐
│  腸内常在菌解析の    │              │ 腸内環境データベース │
│   迅速化・自動化     │              │    の確立            │
│ ・常在菌解析法整備   │      ⟳      │ ・機能遺伝子解析     │
│ ・常在菌パターンの分類│      ⟲      │  (メタゲノム法,メタブローム法を駆使)│
│ ・健康診断および常在菌間の│          │ ・常在菌の構造・機能 │
│  相互関係の整理      │    相互運用   │  データの最大限活用  │
│ ・統計解析法整備     │              │ ・客観的・網羅的検索 │
└─────────────────────┘              └─────────────────────┘
         ↑                                      ↓
┌─────────────────────┐              ┌─────────────────────┐
│ ・遺伝子解析法による │              │ 腸内常在菌解析から   │
│  腸内常在菌の全容解明│              │ 腸内環境・代謝研究へ │
│ ・遺伝子解析法による │              │ ・食生活の改善       │
│  大量サンプルの迅速解析│            │ ・疾患の診断         │
│ ・健康診断項目(食習慣・│             │                     │
│  生活習慣運動習慣)   │              │                     │
└─────────────────────┘              └─────────────────────┘
         
  ┌──────────────────────────────────────────────────┐
  │ 腸内環境：標準化されたデータベースにより網羅的な検索が可能 │
  └──────────────────────────────────────────────────┘
```

図14 腸内常在菌解析を用いた健康診断法の確立

❹「テストミール」を用いたおなかクリニック研究開発により期待される成果（図15）

「テストミール」を用いたおなかクリニック研究開発により期待される成果として以下の6点があげられる。

1）多様な機能性食品素材が開発されているものの，摂食者との適合性がよい条件を探ることができる。すなわち，「誰にでも効き効能が発揮される」とはいい難い状況にある。個人別の生理・代謝機能を検査・類型化することにより，固定した顧客集団に対して効率的かつ持続的な機能性食品群（類型化された補助食品類の供給）が提供できる「安定した生産・供給システム」が形成される。

2）国内では急速に拡大している高齢化社会，また一方では若年層も含む生活習慣病患者群を対象にして，新しい予防医学的な個人別医療検査サービス（おなかクリニック）が確立できる。本サービスは，欧米先進国でも展開が可能である。

3）増えつづける生活習慣病患者群に対し，個人特性に応じた疾病危険

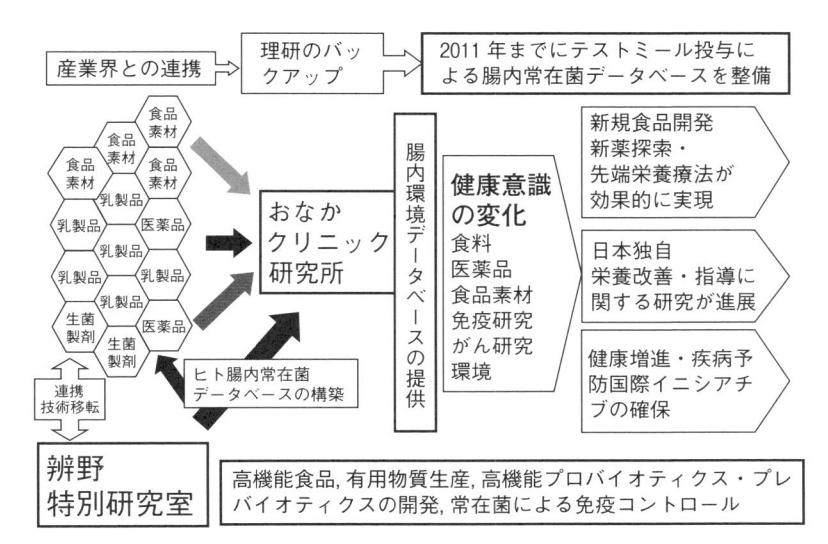

図15 「おなかクリニック」開発研究の波及効果

度の判定と個別の食生活指導（機能性素材類の供給・利用も含めて）が可能になり，国民医療費などの大幅削減につながる．

4) 人の臓器の中で最も疾患が多い臓器である大腸の多様な疾病状況に対して，生理・代謝機能面からの類型分別と疾病進捗度の判定が可能になることから，病理科学的な知見の深化，個人ごとの腸内常在菌データベースの構築および治療技術の大幅な展開が期待できる．

5)「バイテク＝遺伝子解析」とは異なる視点の"生理・代謝機能／疾病要因の解明"が進むことで，遺伝子と病理学的な現象・症状との密接な連携が加速される．

6) 対象となる疾病に応じた"テストミール（試験食）"が多様化することにより，食品関連業界（生体試料分析も含む）の産業基盤が大幅に拡大できる．

　おなかクリニックプロジェクトはこれまでの培養を介さない腸内常在菌の多様性開発を起点としている．近い将来，わが国，国民一人ひとりが"病気を治療する時代"から"病気を予防する時代"に変遷しつつあることを実感できる環境づくりが今後の重要な課題であろう．

Column 肥満と腸内常在菌

「肥満と腸内常在菌は関係がある!?」。私たち研究者にとっても，驚きのニュースであった。信じられない人も多いと思うが，確かに近年，腸内常在菌の働きは，整腸作用だけでなく，免疫力，アレルギー，がんの抑制などさまざまな病気と関わっていることがわかってきている。それでも，「まさか肥満まで…」というのが第一印象であった。この実験結果は，科学雑誌の権威である『ネイチャーNature』2006年12月版に掲載され，「肥満型」と「やせ型」に特徴的な腸内常在菌バランスがあるということ，さらには，肥満のマウスの腸内常在菌を無菌マウスに摂取させると，そのマウスの総脂肪量が増加するというのである。実験はさまざまな角度から検証されていて，「腸内常在菌が肥満に関わっている」という事実をも否定できないほどの証明であった。

実験1

1つめの実験結果は，「肥満型」と「やせ型」にそれぞれ特徴的な腸内常在菌バランスがあるというものである。近年の培養を介さない手法によるヒト腸内常在菌の多様性解析により，大腸内には，1,000種類以上の腸内常在菌がいることが明らかにされている。ここでは，腸内常在菌を大きく2つのグループ（①バクテロイデーテス類，②ファーミキューテス類）に分類している。

肥満のマウスとやせたマウスを調べると，遺伝的な肥満症マウスにはファーミキューテス類が多く，バクテロイデーテス類が少ないという傾向があると述べている。ヒトでも，肥満の人ほどバクテロイデーテス類が少ないという結果が見い出されたのである。

さらに肥満のヒトが1年間，食事指導によってダイエットした結果，バクテロイデーテス類が増え，やせた人に特徴的な腸内常在菌に近づいていくというのである。

以上のことから，「やせ型」と「肥満型」それぞれに特徴的な腸内常在菌が存在するのだと結論している。ただし，詳細な菌群，菌種レベルでの解析は提示されていない。

さらに，肥満型マウスには，消化が難しい多糖類まで消化分解する腸内常在菌が発見されたのである。肥満型マウスの糞に残ったカロリーは，やせたマウスの糞に残ったカロリーより少なく，肥満のマウスはカロリーを多く摂取していることがわかったのである。つまり，同じものを食

べても，肥満型マウスはカロリーを多く摂取してしまい，さらに太りやすい体質になっている。ここでは，太りやすさは先天的なものではなく，腸内常在菌の状態によって変えることができることが証明されたのである。

実験2

もう1つの実験は，肥満型マウスの腸内常在菌を，無菌マウスに摂取させると，脂肪量が大幅に増えたというものである。

まず無菌マウスに，肥満型マウスとやせたマウスの腸内常在菌を与えたところ，肥満型マウスの腸内常在菌を与えると体脂肪が47％増加，やせたマウスのものを与えると27％増。これは，肥満を促進する腸内常在菌の存在を証明するのに有意な差と考えられる。

これら2つの実験から，肥満原因は過食と運動不足といわれているが，それ以外の要因があるかもしれない。同じ食事でも太りやすい人も太りにくい人もいる。腸内常在菌のコントロールで肥満を防止する可能性があることが考えられるのである。

6 新世代型プロバイオティクスの研究開発

　最近の社会的風潮として健康への関心はきわめて高く，さまざまな健康食品，健康器具，健康法が紹介されている。しかし，健康の自己管理はきわめて難しい問題である。わが国の高齢社会は急速に確立され，それに伴い予防医学，健康科学の重要性はますます増大している。生活習慣病の予防は青年期，あるいはもっと早くから始めると効果があるといわれている。若年期からよいライフスタイルを確立することが望まれる。健康な生活を送るためには，日頃から心身の健康を意識したライフスタイルへの配慮が肝要であり，とくに食生活にあっては，栄養バランスのよい食事が重要となる。日常どのような食物をどれくらい食べるのが適当かを注意しつつも，生活習慣病の要因を取り除くために積極的に特定保健用食品を摂ることも必要と考えられている。

　大腸内の環境コントロールこそが病気のリスクを軽減する最短の方法である。それには食を通じて，腸内常在菌，とくに *Bifidobacterium* を高菌数で維持し，腸内で有害物質産生を抑制，免疫調整力を維持し，有害物質を菌体に吸着し，排泄を促進するためにプロバイオティクスの利用が叫ばれるところである（図16）。

　そこで，本章では表6に示す新時代を迎えたプロバイオティクス研究成果が健康維持・増進，疾病予防に期待されている状況を述べる。

1　発がんリスクの軽減

　21世紀は，結腸がんが日本人のがん死のトップになると予測されている。原因は食べ物の欧米化とされている。2007年に米国・がん研究財

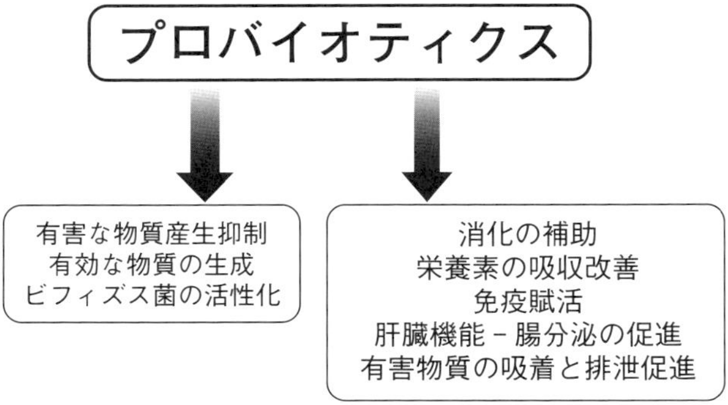

```
        ┌─────────────────────┐
        │  プロバイオティクス  │
        └─────────────────────┘
             ↙          ↘
┌──────────────────┐  ┌──────────────────────┐
│ 有害な物質産生抑制│  │   消化の補助         │
│ 有効な物質の生成  │  │  栄養素の吸収改善     │
│ ビフィズス菌の活性化│ │    免疫賦活          │
└──────────────────┘  │ 肝臓機能-腸分泌の促進  │
                      │有害物質の吸着と排泄促進│
                      └──────────────────────┘
```

図16　プロバイオティクスの機能

表6　すでに明らかにされているプロバイオティクスの機能および期待される機能

科学的に証明されている健康表示	・ロタウイルス下痢症改善作用 ・抗生物質誘導下痢症改善作用 ・乳糖不耐症軽減作用 ・乳児食餌性アレルギー症軽減作用 ・整腸作用
ヒト試験が求められる試験研究	・発がんリスク低減作用 ・免疫能調節作用 ・アレルギーの低減作用 ・血圧降下作用 ・胃内ピロリ菌抑制作用 ・腸内環境改善作用 ・過敏性大腸炎，クローン病および潰瘍性大腸炎の軽減作用 ・*Clostridium difficile* 下痢症の低減作用 ・食餌性コレステロールの低減作用 ・乳児および児童の呼吸器感染症の抑制作用 ・口腔内感染症の低減作用

団が食物栄養とがんについて報告されている研究成果を検討し，発がんのリスク増大要因と低減要因について解析した．喫煙，アルコールはともにほとんどのがん発症の決定的な増大要因として働いている．結腸・直腸がんでは肉類摂取や脂肪・肥満もその要因の可能性を指摘されている．一方，野菜や果物は大いに発がんリスクを減少させる働きをもち，食物中のカロチノイドやビタミンCが重要な働きをしていることも明

らかにされている。そして，がんにならないための国際的ガイドライン「食生活14ケ条」では，野菜，果物，豆類などの植物の食品を多く摂るということが大事であるといっている。適度な運動はなんと大腸がんの予防に決定的な要因となっている。大腸がんは直接的には食事や栄養と関連性がないが，運動による適正体重の維持とカロリーの消費を目指すことが重要と考えられる。このように食卓に上る食事や食事成分にその要因があることは誰もが認めるところとなった。しかし，発酵乳や乳酸菌飲料などについての報告例は少なく，今後の大きな研究課題であろう。

「大腸がんの予防」という観点から今すぐ実行できることとして以下の5点が大切である。

1) 食物繊維を十分に摂取すること。食物繊維は腸内をクリーンにする働きをしている。消化吸収されない繊維によって発がん物質が腸内に長くとどまらず，しっかりと繊維にからめとられて排泄されるのである。さらに，余分な脂肪やコレステロールも排泄する働き，肥満予防にもつながっている。
2) 乳酸菌・*Bifidobacterium* を摂取すること。
3) 運動をすること。適度な運動は腸の活動を活発にし，便秘解消になる。
4) 規則正しい食生活をすること。
5) 十分な睡眠をとること。

疫学的な調査結果より発酵乳や乳酸菌飲料の発がん予防に秘めた可能性は大きく，ねばり強い研究推進が期待されている。生きた乳酸菌，菌体成分および代謝産物には発がんのリスクの軽減，あるいは予防に大きな働きをもつことが期待されている。

近年，シロタ株を用いて上皮性膀胱がんの再発抑制作用がわが国の研究者によって解明されてきた。シロタ株による上皮性膀胱がんの再発抑制作用については，二重盲検法によっても確認されており，乳酸菌のこの分野での活躍が期待されているのである。生きた乳酸菌による発がん予防作用は発がん物質の産生抑制と排泄促進があげられ，また，菌体成

分は抗発がんプロモーター作用や免疫能の活性化などもその機能として考えられている。さらに乳酸菌の代謝産物も発がん因子の除去に寄与していることが知られるようになった。

　大腸発がんに腸内常在菌が関与するということは，そのコントロールによって，がんが予防できるということを示すものである。プロバイオティクス摂取と発がん予防に関連する研究を推進することが重要である。その内容として，1) 腸内常在菌の変動 (有益な微生物効果)，2) 腸内代謝活性の変動 (発がん物質産生の抑制)，3) 腸粘膜透過性の正常化 (毒素吸収の阻害あるいは遅延)，4) 免疫活性の亢進 (化学物質, 炎症物質およびそのほかの因子の抑制促進)，および 5) 腸管内バリアーの強化である。現時点で，発がんと腸内常在菌について多くの報告がなされているが，ヒト試験がなされていないなど，結論に達していない。これまでのプロバイオティクスの発がん予防効果に関する研究から，Goldin と Gorbach はジメチルヒドラジンをラットに投与し，牛肉食のみと牛肉食にプロバイオティクスを添加して与えたところ，牛肉食のみで 77% に発がんが認められたのに対し，添加群では 40% に発生が低下することが明らかになっている。1981 年から 1992 年にかけて発がんと発酵乳の消費量の相関関係を明らかにする疫学的な調査研究がなされ，発酵乳と乳がん，膵がんおよび大腸がんとの関係についての疫学調査結果が，フランス，オランダおよび米国の国々から報告されている。その結論として，発酵乳の摂取が，乳がん，膵がんおよび大腸がんなどの発症を軽減し得ることが明らかにされている。さらに，Ishikawa らは，腺腫および早期がんの大腸腫瘍をもつ患者に乳酸菌製剤を投与したところ，再発防止効果が認められたとする研究報告を行っている。以上の成績はプロバイオティクスが，発がん抑制ならびに再発防止効果に貢献し得るものとして期待されている。

2　アレルギーの低減

　近年，アトピー性皮膚炎，気管支喘息，アレルギー性鼻炎，アレルギー性結膜炎および食物アレルギーとアレルギーに由来する病気が急激に増加している。中でも食物アレルギーは多くの場合，乳幼児にみられ，離乳食の成分に含まれる卵，牛乳，大豆という重要なタンパク質源が食物抗原となって発症することが知られている。そのためにアレルギーになりにくくする食物，あるいはアレルギー症状を軽減するような食物の開発が進められているが十分な領域にあるとはいえない。現実は食事成分中のアレルギーに対する食物除去がなされ，食生活の上で大きな課題が生じている。

　消化管が食物抗原の最初の標的であるために，消化管の食物アレルギー症状が最も頻度が高いとされている。食物は胃や腸で消化され栄養素として体内に吸収される。ヒトにとって食物に含まれる成分はすべて異物であるが，消化されアミノ酸やブドウ糖になればもはや異物ではなく，生体の構成成分となり，免疫刺激はなくなる。したがって，食物成分が完全に消化されるか，あるいは消化されたもののみが体内に吸収されれば食物アレルギーは生じない。ヒトが健康であれば異物に対しては強く，免疫応答を起こさないように制御されているが，健康状態が悪く，かつ環境要因が整うと，食物成分に対して強い免疫応答が誘導され，その結果，下痢，湿疹，喘息などのアレルギー症状が発現してくる。これらはすべて免疫グロブリンEを介した即時型反応とされている。

　ヒトの体を病原菌やウイルスの感染やがんから守る上で大切なのが免疫力である。この免疫力が低下すると，感染しやすくなり，がんが起こりやすくなる。したがって，免疫力を高めておくことが病気の予防や治療にとって重要であることが知られるようになった。この免疫力を高めるためにプロバイオティクスが有効な働きをすることが報告されている。すなわち，プロバイオティクスがマクロファージの活性化や消化管関連リンパ系組織を介して免疫グロブリンA産生を促進することが認めら

れている。

　腸内常在菌の液性免疫に及ぼす影響はプロバイオティクスに含まれる乳酸菌の菌体成分が血行性に，またリンパ行性に免疫組織を刺激し，無菌動物と通常動物を比べた時，通常動物で網内系の発達がよく，抗原刺激に対する反応も速く，末梢マクロファージの抗原消化が迅速で，抗体産生細胞への抗原情報伝達が速いことが明らかにされている。

　近年，免疫異常ともいえるアトピー性皮膚炎やスギ花粉症の改善に発酵乳（ヨーグルト）が有効性ありとする成績が報告されつつある。このような食物アレルギーに対してプロバイオティクスはどのような働きをするのであろうか。フィンランド・ツルク大学医学部のIsolauriらはヨーグルトが食物アレルギーを緩和することを明らかにした。それによると，通常の乳清を投与したアトピー性皮膚炎患児（14例）と乳酸菌添加乳清を投与したアトピー性皮膚炎患児の変化を臨床的に観察したところ，乳酸菌投与群でアトピー症状が1か月で改善されたのに対し，非投与群では改善に2か月以上の日数を要することを述べ，腸管炎症も乳酸菌投与群で有意に減少すると報告している。

　プロバイオティクス（L. rhamnosus GG）を投与された乳児のアトピー性皮膚炎の早期予防効果を調べたところ，プロバイオティクスがアトピー性皮膚炎の予防に有効な手段になるであろうと述べている。Kalliomakiらは家族にアトピー発病歴のある妊婦の出産予定日の2週間前から毎日プロバイオティクスを含むカプセル2個（生菌数$1×10^{10}$）を飲用させた。出産後も6か月間，新生児にもプロバイオティクスを水に溶かして飲用させた。その後，乳児が2歳になるまでアトピー性皮膚炎発病状況を観察の結果，アトピー性皮膚炎発病率は，偽薬（プラセボ）投与群の46％に対し，プロバイオティクス投与群では23％と半減することを認めている。このように本機能については試験研究段階ではあるが，今後期待される機能である。

　さらに本菌株をヨーグルトという食品の形でアトピー性皮膚炎の効果についてわが国でヒト試験を実施したところ，アトピー症状軽減効果が

認められたのである。すなわち，昨年3～4月「全国アトピー友の会」会員89人に協力を得て，そのヨーグルトを摂取後，アンケート調査を実施した。日頃より，ステロイド剤などの医薬品を使用していない人を対象にして，1か月間，GG株で作製された発酵乳飲料を1日200 ml飲んで，飲用前と後のアトピー性皮膚炎の症状について，自分自身の実感で改善効果について評価したところ，「赤みとかゆみが減った」「腕の内側からのもりもりと盛り上がってくる感じが薄らいだ」など，89人中32人（36％）の人に皮膚症状の改善がみられたのである。これらを詳細にみると，皮膚の面積が大きい胴体部で効果がみられ，年齢にかかわらず，もともと症状の重かった人に改善効果が認められた。さらに特徴的なのは便通改善で，半数以上の人が便秘や下痢が改善されたと回答していることも重要な成績である。以上の成績から有用菌株が治療のための医薬品ではなく，食品からの摂取で30％の人に効果が認められたことが高く評価されるものと考えられる。

　2004（平成16）年春，中程度のスギ花粉症症状がある40人を対象に，*Bifidobacterium*の一種ロングム菌（BB536）を入れたヨーグルトと非配合のヨーグルト（プラセボ）を1日200 g 14週間継続して食べてもらい，期間中，くしゃみや鼻汁，鼻詰まり，鼻のかゆみ，目やのどの自覚症状とマスク使用など，花粉対策状況の軽い順から重症まで4段階に分けて点数化したところ，ロングム菌入りのヨーグルト摂取群ではすべて，プラセボ群より症状の値は低くなることが認められたのである（図**17**）。これはロングム菌摂取によりTh1細胞が活性化され，Th2細胞が抑えられたため，花粉症に敏感に反応する抗体が作られなくなって症状が軽減されたものと考えられる。さらに，腸内常在菌を構成している*Bacteroides fragilis*グループの菌数がプラセボ投与の患者群で有意に高いことも明らかとなっている（Odamakiら）。今後もこのような研究を進展させることにより，「国民病」であるスギ花粉症の改善・軽減につながっていくものと期待される。

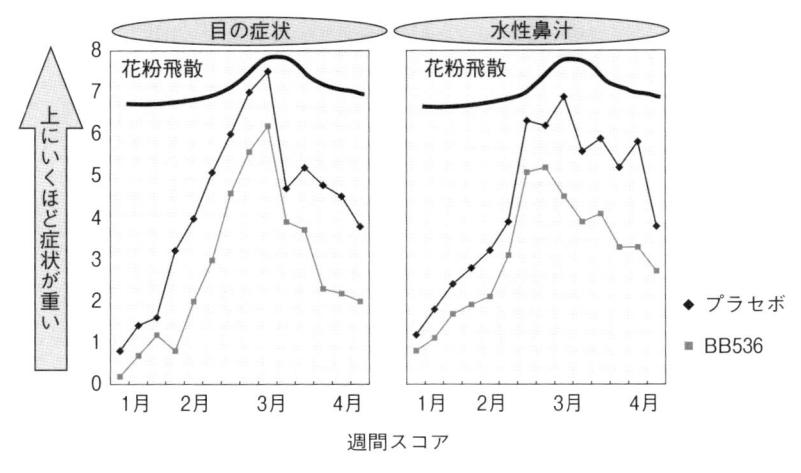

図 17　ロングム菌 BB536 の花粉症症状への効果

3　血圧降下作用

　高血圧は血管内を流れる血液が血管壁を押す力が高くなる症状で，神経系，内分泌系，腎臓の働きが悪くなると，血管が収縮し，水分や塩分の排泄がうまくいかず，血液の量が増えて血圧が上がってくる。高血圧は心臓病や脳卒中などのすべての循環器病に共通した危険因子である。現在の死亡率は，がん，心臓病，脳卒中の順であるが，高血圧の結果引き起こされた心臓病と脳卒中の死亡率をあわせると，がんを上回っている。老化とともに，高血圧になる率は高くなり，60歳以上の25％が高血圧，35％の血圧が高めの傾向であると報告されている。この数値は実に3人に2人が高血圧状態であることを示しているといえる。

　高血圧になると，糖代謝を促進するインスリンが働きにくい「インスリン抵抗性」が強くなってくる。実際，高血圧の人は，糖尿病，高脂血症，肥満などになりやすく，糖尿病の人は高血圧になりやすいことが知られている。高血圧，糖尿病，高脂血症，肥満の4つが合併すると，互いに悪影響を及ぼすことから「死の四重奏」ととんでもない状態に陥るのである。

高血圧患者の90％は原因不明の本態性高血圧症といわれ，加齢や生活習慣，食塩の過剰摂取，寒さなどの気候，遺伝などのさまざまな要因がからまって発病している。治療法も単に降圧剤によって，血圧を下げるだけでなく，高血圧性の臓器障害や脳卒中・心臓病などの循環器病の予防なども求められるので，長期の投薬，通院が必要となる。もちろん降圧剤だけでなく，太りすぎを改善する運動や，減塩，禁煙，節酒，脂肪の摂りすぎに注意するなど，ライフスタイルの改善が求められるのは当然である。このように高血圧症は生活習慣病の一つであり，食生活の改善が高血圧予防や治療に果たすことは広く知られている。食生活の改善には，食塩の制限，コレステロールや飽和脂肪酸の摂取を控えることなどが重要とされている。ところが，現在の多様化した食生活を鑑みて，食事の補助として機能性食品の摂取も有効な方法と考えられている。

　プロバイオティクスは機能性食品の作用機構に関わる概念の一つであり，プロバイオティクスの機能を有する細菌についてさまざまな研究・開発が行われ，生活習慣病の予防・改善に有効であると期待されている。

　とくに，乳酸菌の菌体成分であるラクトペプタイドは血圧上昇を促進する酵素の活動を抑えて，血圧を下げる効果があることが解明され，商品化されたものである。高血圧を自然発症するラット（SHR）にL.ヘルベチカスで作った発酵乳を与えたところ，血圧を下げる効果が認められている。本菌種は牛乳を分解し，アミノ酸の結合体であるペプタイドを産生し，ラクトペプタイドに血圧を下げる効果があることが発見された。血圧の上昇には，血液中のアンジオテンシノーゲンが腎臓から分泌されるレニンという酵素の働きで，アンジオテンシンⅠという物質に変化して，さらに，アンジオテンシン変換酵素（ACE）の働きで，アンジオテンシンⅡになる。これが，血管を収縮させるために血圧が高くなる原因である。*L. helveticus* が作り出したラクトペプタイドは，血管の細胞にいち早く付着して，血管の収縮を促進するアンジオテンシンⅡの働きを抑え，アンジオテンシン変換酵素の働きを抑えることになる。

　さらには，ヨーグルトのカルシウムが血圧を下げる効果もあることが

知られている。カルシウムの摂取が不足すると，血液中のカルシウムも減少する。しかし，副甲状腺ホルモンをはじめとするカルシウム濃度調節ホルモンが，カルシウム濃度のバランスを保とうと，不足した分のカルシウムを骨から補うことになる。そうした調整が長期間つづくと，逆に血液中のカルシウム濃度が高くなり，余分なカルシウムが血管壁などに沈着し始め，血液がスムーズに流れなくなって，血圧が上がるという結果を招いてしまうのである。また，細胞中にカルシウムが多くなると，筋肉は収縮することになり，骨から出てきたカルシウムは，平滑筋の細胞に付着して，血管を収縮させて，血圧を高めることになってしまうのである。また，乳酸とカルシウムが結びついた乳酸カルシウムは，カルシウム単体よりも，消化吸収されやすくなるのできわめて効果的であるとされている。

4 コレステロールの低減

　日本人の三大死亡要因はがん，心臓病および脳卒中である。心臓病および脳卒中は血管の内腔にコレステロールが沈着する動脈硬化が原因で起こる疾患である。コレステロールは本来，細胞膜や男性ホルモン，女性ホルモン，ステロイドホルモンなどの原料となり，からだにはなくてはならない物質である。細胞はコレステロールを効率よく取り入れるシステムを備えており，動脈硬化の発生に深く関わっている。脂肪の一種であるコレステロールは，タンパク質の一種であるリポタンパク質と結びついて，血液中を流れている。リポタンパク質には，LDL（低比重リポタンパク質），HDL（高比重リポタンパク質），VLDL（超低比重リポタンパク質），カイロミクロンといった種類があり，とくに，動脈硬化の発生に深く関わっているのがLDLコレステロールで，コレステロールの含有量が多く，からだ中に運んでいる。一方，HDLコレステロールは，体内で余ったコレステロールを回収して肝臓に運び，胆汁やホルモンとして再生するため，HDLコレステロールが優勢であれば，健康な状態と

考えられている。

　悪玉コレステロールが多いと，LDLは血管の組織に入り込み，マクロファージという細胞のえさになるのである。マクロファージは白血球の一種が変形したもので，ウイルスや毒素を食べて処理する働きがある。LDLを食べて，ぶくぶく太ったマクロファージは血管壁に移動して，脂肪粒子をため込んだ泡沫細胞となって，動脈硬化を促進するといわれている。

　Mannらがマサイ族男性に発酵乳を摂取させたところ，コレステロール低下作用が認められたことを報告している。さらに，Hapnerらも毎日，240〜720 mlの発酵乳投与で，投与後1週間で，血中コレステロール値が10％前後減少し，投与を止めて4週間後，コレステロール値はもとに戻ることを述べ，発酵乳のコレステロール低下作用を述べた。このような働きのメカニズムは乳酸菌，とくに，*L. casei* や *L. acidophilus* が腸管内でコレステロールの生成に関わる胆汁酸を吸着し，糞便と一緒に体外に排出され，コレステロール濃度が低くなると理解されている。また，*Bifidobacterium* や一部の乳酸菌には，腸内に入ってきたコレステロールを分解して，コプロスタノールという物質に変える働きもあり，しかもコプロスタノールは腸で吸収されにくいため，血液中のコレステロール値を抑制することにつながっている。

　ところが，Rossouwら，Massay，McNamaraらの成績では発酵乳摂取によるコレステロール低下は認められないとしている。これらは，被験者の背景や試験計画が異なっており，何よりも，発酵乳に含まれる乳酸菌の種類や菌数もさまざまであり，効果の有無に影響しているものと考えられる。

　1990年代後半より，プラセボを対称とした無作為二重盲検による評価が実施され，発酵乳によるコレステロール低下の詳細な検討がなされた。Agerbaekは *Enetrococcus faecium* と *Streptococcus thermophilus* を含む発酵乳による無作為二重盲検試験により1日200 mlを6週間投与したところ，LDLコレステロールの減少があったことを報告している。

ヒト試験において Schaarmann らは *L. acidophilus* および *Bifidobacterium longum* を含む発酵乳を摂取させると，血中 LDL コレステロールの低下および HDL コレステロールの上昇効果が認められることを報告している。

　確かに 1 日 720 ml もの大量の発酵乳を摂取させた時，血中コレステロール値が減少したことからもきわめて有望な作用の一つにあげられる。最近の研究成績からコレステロールがそのまま血管壁に沈着するのではなく，マクロファージが酸化型コレステロールを取り込み，泡沫細胞となって血管壁への沈着に関与していることが報告された。つまり，血中コレステロールを下げることは酸化型コレステロール量を減らすことになりさまざまな疾患の発現リスクを低減することになる。

5　腸内環境コントロール効果

　腸内におけるプロバイオティクスの機能解明は重要である。プロバイオティクスによる大腸内常在菌の変動をとらえて，その有効性を論じる報告は多いが，これらがいかなる生理機能を有するのか，またその機能に関与する物質および機序を詳細に検討した報告はない。プロバイオティクスがどのような腸内環境改善作用をもつのかを知ることが求められている。プロバイオティクスの投与期間中，発がんに関与する大腸内酵素，たとえば β-グルクロニダーゼ，アゾレダクターゼ，ニトロリダクターゼ，β-ガラクトシダーゼなどの糞便内活性の低下が報告されている。

　現在，*Bifidobacterium* の機能はといえば，腸内環境コントロールに尽きるといわれている。腸内常在菌の構成を変えることで腸内環境が改善され，腸内腐敗菌が作り出す有害物質や発がん物質の産生を抑え，病気の予防や改善する効果（発病リスクの低減作用）が生まれる。しかも，*Bifidobacterium* が増えると腸内常在菌を変動させるという全体の変化から，*Bifidobacterium* の変動がどのような菌に影響を与え，その結果，どのような生理機能をもち，その機能に関わる物質の産生や減少，メカ

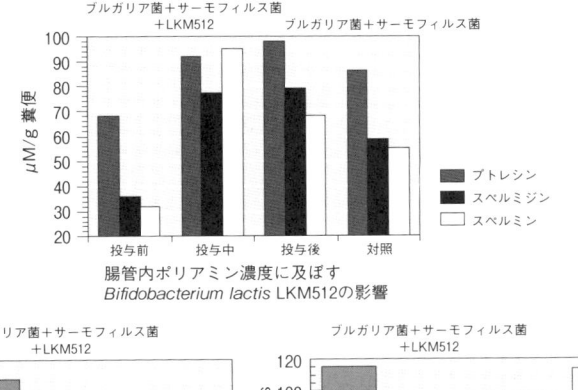

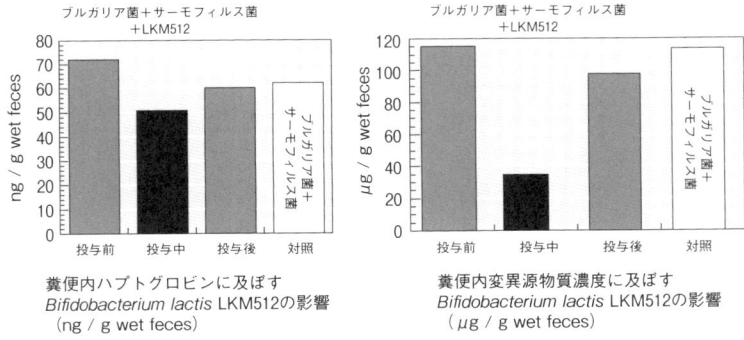

図18 プロバイオティクスによる腸内環境コントロール作用

ニズムがどのように変化するかというところまで，徐々に明らかにされつつある。

具体的には，*Bifidobacterium*（ビフィドバクテリウム・ラクティス・LKM512）の入ったヨーグルトを摂りつづけると，腸管組織の成長になくてはならないポリアミン量が増加することが報告され，さらに，炎症亢進時のマーカーの一つであるハプトグロブリン量の減少や発がんにつながる突然変異原量の減少も確認されている（**図18**）。

ポリアミンとは，DNA（デオキシリボ核酸）やRNA（リボ核酸）といった遺伝物質やタンパク質の合成，細胞の増殖や酵素活性の調節など，さまざまな生命現象に関わる神秘的な物質である。腸管の保護性を高め，腸粘膜を厚く丈夫にする機能があり，腸内コントロールに深く関わっている。腸内環境と免疫の関係が明らかになってきた今，免疫調整にとっ

て重要な物質として，高い関心が寄せられている。高齢者やアトピー性皮膚炎の患者には，このポリアミンが少なく，高齢の入院患者に2週間，1日あたり100 g, *Bifidobacterium lactis* LKM512 ヨーグルトを投与したところ，腸内常在菌が変動して，ポリアミンを産生する細菌が増加すると述べられている。そして，腸内常在菌の変動をターミナル（T）RFLP 法という分子生物学手法で解析することで，LKM512株が直接ポリアミンの産生をコントロールしていることがわかってきたのである。

　また，アトピー性皮膚炎の患者においても同様な効果が見い出されている。アトピー性の皮膚は，腸管の防御機能が低下しているために，腸管からアレルギーの原因となる物質（抗原）が侵入しやすく，治りにくいと考えられている。実際に，長年重いアトピー性皮膚炎に苦しんでいる患者と健常な人のポリアミンを比べてみたところ，明らかにアトピー性皮膚炎の患者の方がポリアミンは少なかったのである。そこで，抗アレルギー薬を服用していないアトピー性皮膚炎の患者に，1か月間，LKM512株入りのヨーグルトを投与してみると，全員のポリアミンの濃度が上がり，かゆみなどの自覚症状が軽減し，免疫調整を示す Th1 細胞が増え，Th2 細胞が減って，Th1/Th2 のバランスが改善されたのである。

　これまで，プロバイオティクスの効果は，その微生物がもつ菌体成分の刺激が直接さまざまな機能に影響を与えると考えられてきた。アレルギーに対する効果に関しても同様である。乳酸菌や *Bifidobacterium* の菌体成分が直接，免疫細胞に働きかけて免疫バランスを改善するが，その効果には個人差があることは明らかで，効果が認められないことがある。

6　ピロリ菌の抑制

　ストレスなしでは語れない現代社会。本書を読みながらも，胃痛に悩まされている人が多いことだろう。日本人に多い胃潰瘍の原因の一つとして胃内常在細菌であるピロリ菌が注目されている。日本人の2人に1

人が感染しているといわれているピロリ菌は，胃潰瘍のみならず，今や胃がん発症とも深く関わっていることも指摘されている。

ピロリ菌は，胃に棲んでいる菌であり，胃内は産出される胃酸のおかげで高い酸性状態に保たれているが，ピロリ菌はそうした中でも生きることができる能力をもっているのである。

ピロリ菌が強い胃酸の中でも生きられるのは，ピロリ菌がもつウレアーゼという酵素が，胃の組織中の尿素を分解してアルカリ性であるアンモニアを産生し，胃酸を中和するため，強酸状態の胃の中でも生き延びられる能力をもっているからである。

ピロリ菌は，食べ物や糞便に汚染された水から感染するといわれ，日本人の場合は，戦中・戦後の衛生状態が悪かった時代に，水や食べ物を介して保菌するようになったのではないかといわれている。日本人のピロリ菌感染率は50％だが，40歳以上では70％，若い人だと20％と，年代によってその保菌率が違う。ちなみに，後進国では，なんと80％以上の人がピロリ菌に感染しているという報告もある。

胃酸は，食べ物や口から入った異物を消化・崩壊するが，同時に，胃の粘膜も溶かしてしまうほどの強酸なのである。胃粘膜は大量に分泌される粘液によって守られ，また，胃の粘膜細胞から分泌されるアルカリ性の重炭酸イオンによって，粘膜表面が中和されている。ところが，ピロリ菌の感染によって，胃酸やペプシンなどの消化酵素分泌が低下し，胃粘膜が肥厚低下を招いて胃炎を起こし，それがひどくなると胃潰瘍になるのである。

さまざまな胃の病気とピロリ菌の検出率を調べた成績によると，保菌患者は，胃潰瘍で80％，十二指腸潰瘍で94％，慢性胃炎で83％，胃がんで76％と高い値を示している。同様に，ある病院からの成績では約8年間，胃内視鏡検査を受けた1,526人の患者に対してピロリ菌保有率を調べてみたところ，保有していた患者の2.9％に胃がんが発見されたが，ピロリ菌が検出されなかった患者では胃がんの発症は認められなかったとしている。

この厄介なピロリ菌は胃粘膜表面に棲みつき，しだいに胃の粘膜に炎症を起こすため，通常の抗生物質を投与しただけでは取り去ることは難しいとされているが，抗生物質による除菌では将来，薬剤耐性ピロリ菌の出現を許してしまう可能性をはらんでいる。抗生物質によってピロリ菌を取り去ることは，80〜90％程度で成功するが，胃の粘膜層に棲みついて生き抜くのがピロリ菌であることも事実である。

　こうしたピロリ菌の機能を低下させ，胃潰瘍のリスクを減らしてくれるLG21（*L. gasseri* OLL2716）という乳酸菌が登場してきた。このLG21株をピロリ菌を感染させたマウスに投与すると，ピロリ菌が激減したのである。さらに，31人のピロリ菌感染者にLG21を約8週間投与したところ，ピロリ菌の数や胃の粘膜の炎症が減ったと報告されている。

　乳酸菌がピロリ菌を減らすメカニズムは次のように考えられている。まず，ピロリ菌が胃酸が出す塩酸には強くても，乳酸菌が出す乳酸には弱いこと，次に，乳酸菌がピロリ菌のえさを奪うことが指摘されている。

　40歳代以上の人たちの70％には棲んでいるといわれるピロリ菌。ストレスを抱え，不規則な生活，高脂肪，高タンパク質の食事をしている中年男性こそ，有効なプロバイオティクスを摂取すべきである。

7　歯周病の予防

　80歳になって，20本以上自分の歯がある人は，2005年歯科実態調査では24.1％である。残りは入れ歯か差し歯か，もしくは歯がないかといった状態である。その原因が歯周病である。日本人の成人の2人に1人は歯周病なのである。年代が高くなればなるほどその率は上がり，35〜44歳では80％，45〜54歳では実に85％の人が歯周病にかかっているという現実がある。

　歯周病は歯根が腫れて出血し，膿が出て歯がぐらつき，口臭もきつくなり，しまいには歯が抜けてしまう病気である。歯肉や歯根膜，歯槽骨，歯のセメント質など歯を支えている組織が歯周組織であるが，この組織

に炎症が起こる病気が歯周病なのである。さらに，歯肉が炎症して腫れたり，出血したりする「歯肉炎」と，歯を支えている歯槽骨が破壊される「歯周炎」がある。歯周炎は正式には慢性辺縁性歯周炎といい，かつては歯槽膿漏といわれていた。大抵は痛みがないまま進行するため，異常に気づいた時は，かなり症状が進行していることが多いのも事実である。

歯周病菌は最近，心筋梗塞や肺炎，糖尿病などに影響を及ぼすといわれている。炎症した歯根から体内に入った歯周病菌が，血液をめぐって全身にまわり，体の各所で炎症を起こすのである。「歯周病の人は，健康な人に比べて，三倍も心筋梗塞を起こす確率が高い」との報告もされている。

原因は歯の付け根部分の歯垢にいる歯周病菌である。食べ物のカスを分解して，歯肉に炎症を起こす物質を作り出すのである。歯周病菌の中でも，*Porphyromonas gingivalis*（口腔内嫌気性菌）が歯周ポケットといわれる歯と歯肉のすきまで繁殖し，炎症が進行し，ひどくなると歯が抜ける症状を呈するのである。

8 骨粗鬆症の予防

カルシウムの摂取量が不足すると骨粗鬆症や骨軟化症などをきたすことはよく知られている。日本人のカルシウム摂取量は1日300～400mgにすぎないが，西欧諸国では1,000 mg以上摂取している。成人が1日に必要とするカルシウム量は体重1 kgあたり10 mgとされている。

カルシウムの最良の補給源は牛乳で，180 mlの牛乳中には約200 mgのカルシウムが含まれており，発酵乳中のカルシウムは乳酸と結合して乳酸カルシウムとして吸収されやすい状態になっていることが知られている。わが国ではまだまだ牛乳や発酵乳などの乳製品の食生活全体における比率が低いために，カルシウムの摂取量不足をきたしているといっ

ても過言ではない。また、カルシウム不足になると精神的にも安定した状態にならないことも明らかにされ、カルシウムのもつ働きの重要性が強調されている。

9 老人性認知症の防止

　認知症老人の問題は、現代社会に多くの波紋を投げかけている。老人性認知症の発症に関与する因子として、脳の加齢、遺伝因子、アミロイド、ウイルス、金属などが考えられている。脳の加齢については、神経細胞に対する毒性物質の産生、神経栄養因子の減少、神経栄養因子に対する反応性および脳髄液中の種々の酵素活性の低下などの報告がなされているが、未だその解決には達していないのが現状である。

　むろん、腸内常在菌の産生する細菌毒素もその要因として大切である。なぜなら、血中を介して、腸内常在菌の産生した細菌毒素が長時間かけて全身に蔓延し、いずれ神経細胞の機能低下を導くと考えられる。さらに便秘は高齢者にとって深刻な問題で、とくに認知症高齢者の多くは便秘に悩んでいるのが現実である。したがって、老人ホームでは認知症患者に対して、軽度の便秘状態でも下剤を要求し、その都度投与されることが多く、下剤の服用は習慣化している。そのため、下剤の影響で排便回数が多くなるとともに、ほとんどが下痢状を呈していることが多くなっている。アルツハイマーを主とする各種認知症の患者7例（年齢61〜90歳）の腸内常在菌を調べ健康な老人と比較した成績では、患者のウエルシュ菌の菌数が異常に高いことが報告されている。また、下剤を常用している認知症高齢者10例の腸内常在菌の特徴として、*Bifidobacterium* の低下が顕著であり、クロストリジウム、ウエルシュ菌および大腸菌の菌数が増加すると報告されている。

　認知症老人の異常な大腸内常在菌の改善にヨーグルトを投与することにより、老人の便秘症改善にかなり効果がみられると報告されている。認知症予防のために、ウエルシュ菌をはじめとする毒素産生菌のコント

ロールが重要であると考えられる。

10 プロバイオティクス機能研究の未来に向けて

今後のプロバイオティクスの機能研究を進める上で以下の7項目に着目するべきであろう。すなわち，1) 発がん高リスク地域における臨床試験，2) がん治療への応用試験，3) 新規バイオマーカーによる免疫効果，4) 発がん予防および腸内常在菌への効果判定，5) 分子生物学的手法による大腸内常在菌の多様性解析，6) プロバイオティクスの安全性および安定性の確認および7) 新規プロバイオティクスの探索研究などがあげられる。

そしてこれらの試験研究を進める上で，これまで発表されている医薬品開発でのヒト臨床研究は参考として考慮すべきであるが，プロバイオティクスの有効性検証のための検査指針を早期に提示されるべきである。わが国ではすでに1990年より健康増進法の下「特定保健用食品制度」が確立され，優れたプロバイオティクスが市場に出ており，国民一人ひと

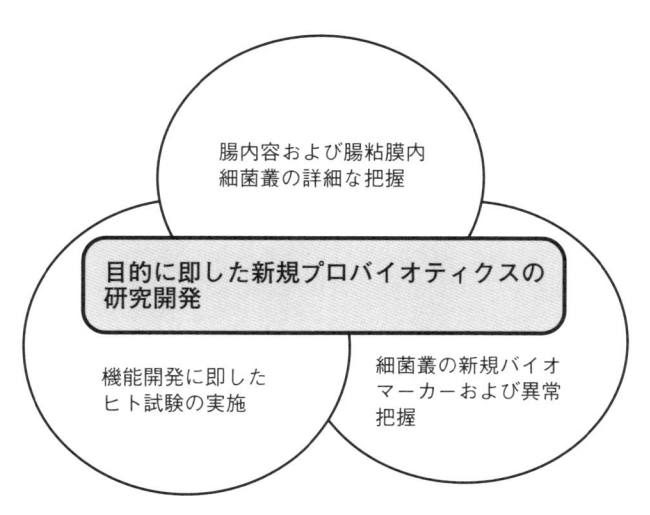

図19 新規プロバイオティクス研究開発の戦略

りがそれの効能を享受している。今後のプロバイオティクスの研究開発は，菌株選定基準やヒト試験における有効性の指針が改善・向上されることにより，より優れた菌株のスクリーニングおよびプロバイオティクスの機能の医学的・栄養学的意義について論議されることになるであろう。

　そして，より優れた機能を有する新規プロバイオティクス研究開発が求められる。そのために，目的に即した新規プロバイオティクスの研究開発が必須である（図19）。すなわち，その内容は①腸内容および腸粘膜内常在菌の詳細な把握，②機能開発に即したヒト試験の実施，そして③腸内常在菌が作用する大腸での新規バイオマーカーおよび異常把握などがあげられる。

　腸内常在菌の機能研究が進展する中で，より的確な機能を有するプロバイオティクスの開発に拍車がかかっている。

あとがき

　理化学研究所は1950年代より，腸内常在菌研究を進展させ，わが国の腸内常在菌研究の中核を担ってきた。そして，ヒトの大腸内には多様な細菌類が常在しており，毎日排泄する糞便の約10％（重量基準）に達するほどは生きた細菌で占められ，その大部分が偏性嫌気性菌であることを明らかにしてきた。

　腸内常在菌研究は，新しい解析法の開発とその応用が，21世紀の腸内環境学という新しい研究領域を開拓し始めている。培養を介さない手法により得られた腸内常在菌の多様性解析とその機能解明の成績が蓄積され，腸内環境個人データベース構築が迅速に確立されていくであろう。一人ひとりヒトの顔が違うように，腸内常在菌の構成も異なっている。大腸内の異常，とくに腸内常在菌の異常をいち早くチェックすることにより，病気の予防が可能となる時代である。

　21世紀になり，腸内常在菌に関する研究は，その内容も様変わりしそうな勢いで急速に発展している。生物学は先人の研究成果をより発展する形で進められ，更新・修正を繰り返しつつ深化する学問である。これまで積み上げられてきた腸内常在菌の研究成果をもとにして，私達はより豊かな研究成果を提案していかなければならない。腸内常在菌の研究は，けっして微生物学の範疇に納まるものではなく，他領域を縦断し，今までの微生物学をはじめ，生命のありようについての概念をさえ変えていく可能性のあるものだと予感できる。

　わが国ではすでに1990年より健康増進法の下「特定保健用食品制度」が確立され，それに基づく優れたプロバイオティクスが市場に出ており，国民一人ひとりがその効能を享受している。今後のプロバイオティクスの研究開発は菌株選定基準やヒト試験における有効性の指針が改善・向上されることにより，より優れた菌株のスクリーニングおよびプロバイオティクスの機能の医学的・栄養学的意義について論議されることになり，予防医学の中心的な働きを発揮するに違いない。

参考文献

* Agerbaek M, et al : Eur J Clin Nutr 49 : 346-52, 1995.
* Barnes EM and Mead GC : Anaerobic Bacteria in Habits Other than Man, Blackwell Scientific Publications, London, 1-444, 1986.
* Benno Y, et al : Microbiol Immunol 30 : 521-531, 1986.
* 辨野義己（編）：プロバイオティクス　医学のあゆみ 207 : 811-898, 2003.
* 辨野義己：ヨーグルト生活で腸キレイ．毎日新聞社，1-159, 2006.
* 辨野義己：ビフィズス菌パワーで改善する花粉症．講談社，東京，1-170, 2007.
* 辨野義己：見た目の若さは，腸年齢で決まる．PHP 研究所，東京，1-207, 2009.
* Borriello SP : Clostridia in Gastrointestinal Disease. CRC Press, USA, 1-239, 1985.
* Eckburg PB, et al : Science 308 : 1635-1638, 2005.
* Franks AH, et al : Appl Enviorn Microbiol 64 : 3336-3345, 1998.
* Furushiro M, et al : Agic Biol Chem 54 : 2193-2198, 1990.
* Gibson GR and Roberfroid MB : Colonic Microbiota, Nutrition and Health. Kluwer Academic Publishers, Netherlands, 1-304, 1999.
* Harmsen, et al : Appl Environ Microbiol 66 : 4523-4527, 2000.
* Hayashi H, et al : Microbiol Immunol 46 : 535-548, 2002.
* Hayashi H, et al : Microbiol Immunol 47 : 557-570, 2003.
* Hentges DJ (ed.): Human Intestinal Microflora in Health and Disease. Academic Press, USA, 1-568, 1983
* Hori T, et al : Clin Diagn Lab Immunol 8 : 593-597, 2001.
* 細野明義（編）：発酵乳と乳酸菌飲料の科学―新たな機能を求めて．弘学出版，東京，2002.
* Isolauri E, et al : Clin Exp Allergy 30 : 1604-1610, 2000.
* Kalliomaki M, et al : Lancet 357 : 1076-1079, 2001.
* 古賀泰裕（編）：医科プロバイオティクス学．シナジー，1-639, 2009.
* 小崎道雄，佐藤英一（編）：乳酸発酵の新しい系譜，中央法規，東京，1-431, 2004.
* Langedijk PS, et al : Appl Environ Microbiol 61 : 3069-3075, 1995.
* Liu WT, et al : Appl Environ Microbiol 63 : 4516-4522, 1997.
* Mackie RI and White BA : Gastrointestinal Microbiology vol 1. International Thomson Publishing, USA, 1-658, 1997.
* Mackie RI, et al : Gastrointestinal Microbiology vol 2. International Thomson Publishing, USA, 1-680, 1997
* Mann GV, et al : Am J Epidemiol 95 : 26-37, 1972.
* Matsuki T, et al : Appl Environ Microbiol 70 : 7220-7228, 2004.
* Matsumoto M, et al : FEMS Immunol Med Microbiol 31 : 181-186, 2001.
* Matsumoto M, et al : J Microbiol Method 61 : 305-319, 2005.

* 光岡知足（編）：腸内細菌学．朝倉書店，東京，1-496, 1990.
* Moore WEC and Holdeman LV : Appl Microbiol 27 : 961-979, 1974.
* Mueller S, et al : Appl Environ Microbiol 72 : 1027, 2006.
* 乳酸菌研究集談会（編）：乳酸菌の科学と技術．学会出版センター，東京，1-409, 1996.
* Odamaki T, et al : J Med Microbiol 56 : 1301-1308, 2007.
* Odamaki T, et al : Appl Environ Microbiol 74 : 6814-6817, 2008.
* Rastall RA (eds): Prebiotics and Probiotics Science and Technology vol 1-2. Springer, England, 2009.
* Sakamoto I, et al : J Antimicrobial Chemother 47 : 709-710, 2001.
* Sakamoto M, et al : Microbiol Immunol 47 : 133-142, 2003.
* Salminen S and von Wright A : Lactic acid bacteria - Microbiological and Functional Aspects. Marcel Dekker Inc, 1-617, 1998.
* Suau A, et al : Appl Environ Microbiol 65 : 4799-4807, 1999.
* Takada T, et al : J Microbiol Methods 58 : 413-421, 2004.
* Tannock GW : Probiotics-A critical review. Horizon Scientific Press, England, 1-161, 1999.
* Wang M, et al : FEMS Microbiol Ecol 54 : 219 -231, 2005.
* Wilson KH and Blitchington RB : Appl Environ Microbiol 62 : 2273-2278, 1996.
* Yamamoto N, et al : J Dairy Sci 77: 917-22, 1994.

欧文・その他索引
(――は上記の単語を表す)

16S リボゾーム RNA 遺伝子	52	Ck32	27
16S リボゾーム DNA 塩基配列	51	*Clostridium coccoides-*	
16S リボゾーム DNA クローン		*Eubacterium rectale*	55
ライブラリー法	54, 60	*Clostridium leptum*	
		サブグループ	53
Atopobium	10	*Clostridium* rRNA	
――クラスター	55	クラスター IV	53
		Clostridium rRNA	
β-ガラクトシダーゼ	82	クラスター XIVa	53
β-グルクロニダーゼ	82	*Clostridium*	
B. animalis	27	クラスター XIVa	55
B. animalis subsp. *lactis*	27	*Clostridium*	
Bacteroides fragilis	55	クラスター XIVb	55
Bacteroides-Prevotella グループ	55	Cy5	55
Bacteroides グループ	53		
Bb-12	27	DGGE/TGGE 法	57
BB536	77		
Bifidobacterium		Enterobacteria	50
	4, 10, 27, 55, 73, 77	*Enterococcus*	10, 50, 55
――, 力を発揮させる条件	22		
――の占有率	32	FISH（法）	53, 55, 57
Bifidobacterium lactis	22, 27	FITC	55
Bifidobacterium lactis Bb-12	21	FK12	27
BIO	27	Fuller	14
C. coccoides-E. rectale グループ	53	GG	26
C. coccoides グループ	53		
Carnobacterium	10	HDL コレステロールの上昇効果	82

L. casei	24, 26, 27	LKM512	27, 83
L. casei Shirota	25		
L. delbrueckii subsp. *bulgaricus*		*Oenococcus*	10
	11, 26		
L. gasseri	24, 26, 27	PCR法	51, 57
L. helveticus	27	Phylotype, クローン	53
L. rhamnosus	24, 26		
L. rhamnosus GG	76	*Ruminococcus obeum* 様菌種	53, 55
Lactobacillus	10, 55	*Ruminococcus* グループ	55
Lactobacillus acidophilus LA5	21, 22	Salminen	14
Lactobacillus acidophilus LB1	21	*Streptococcus*	10
		Streptococcus salivarius subsp. *thermophilus*	11
Lactobacillus gasseri SP	26		
Lactobacillus GG	21, 22	*Streptococcus thermophilus*	26
Lactococcus	10		
LB91	26	TAMRA	55
LC1	27	Th1/Th2のバランス	84
Leuconostoc	10		
LG21	27, 86	*Weissella*	10

和文索引

（——は上記の単語を表す）

あ行

悪玉菌	45
アシドフィルス菌	10
アゾレダクターゼ	82
新しい健康診断法	62
アトピー性皮膚炎	76, 84
アトピー発現抑制効果	26
アレルギーの低減	75
アンジオテンシノーゲン	79
アンジオテンシン変換酵素	79
アンチエイジング	38
胃液	23
胃酸	14
一次機能（栄養）	3
一次予防	1
遺糞症	42
ウエルシュ菌	88
運動	73
栄養機能	18
おなかクリニック	63
「おなかクリニック」開発研究	67
——，波及効果	67
オリゴ糖	4

か行

潰瘍性大腸炎	40
過食，肉類・加工肉	43
ガセリー SP	26
過敏性腸症候群	40
下部消化管	23
がん	41
環境によって変わる腸内常在菌	61
がん治療	89
ガンマープロテオバクテリア	53
がん予防	74
機能性食品	3
機能性乳酸菌	i
機能性ヨーグルト	15
急性下痢症，小児	17
虚血性大腸炎	40
菌種特異的プライマー	55
菌種特異的プローブ	55
クローンの塩基配列	53
クローン病	40
クローンライブラリー法	53
蛍光色素	55
系統型（Phylotype），クローン	53
血圧降下作用	78
血中 LDL コレステロール	82

——の低下	82	消化の補助	72
嫌気性菌の培養法の開発	12	小児の急性下痢症	17
健康維持	3	小児の抗生物質誘導下痢症	17
健康増進	3	上皮性膀胱がん	73
——プロジェクト	63	食生活	73
健康表示，許可されている		——の欧米化	2, 45
特定保健用食品における	5	食物繊維	4, 73
健常被験者	65	——の減少	45
		シロタ（株）	25, 26
抗菌性物質の産生	14	シロタ株発酵乳飲料	25
口腔内嫌気性菌	87	代田稔	12
抗生物質誘導下痢症	17	新規バイオマーカー	89
——，小児	17	新規プロバイオティクス	89
——の改善	22	——，探索研究	89
骨粗鬆症	87	——研究開発の戦略	89
コプロスタノール	81	新世代型プロバイオティクス	71
コホート研究	63		
コレステロール低下作用	18, 81	睡眠	73
コレステロールの低減	80	スギ花粉症	76, 77
		——の改善・軽減	77
さ行		ストレス，腸年齢老化	34
サーモフィルス菌	26	ストレス性便秘	42
酢酸	13		
殺菌乳酸菌飲料	11	生活習慣病	1
三次機能（体調調節）	3	整腸作用	4, 6, 19, 26
試験食品	63	臓器別がんの死亡率の推移	39
歯周病の予防	86		
痔腸	40	**た**行	
脂肪エネルギー	2	ターミナル RFLP 法	57, 58
——比率	2	大豆発酵食品	9
週末トイレ症候群	42	大腸がん	40, 47

――の増加	45		腸内の腐敗物質減少	14
体調調節（三次機能）	3		腸粘膜透過性の正常化	74
大腸内常在菌	82		腸年齢チェック	29
――の多様性解析	89		腸年齢の老化	29
大腸の粘膜組織	54		腸年齢マイナス5歳	32
大腸ポリープ	40			
体調を整える働き	4		テイシェ	10
多種類の検索用選択培地	12		定量 PCR 法	57
胆汁	23		テストミール	63, 64, 66
胆汁酸	14		デンドログラム	60
タンパク質エネルギー	2			
			特定保健用食品制度	3, 6
腸管運動の老化	29			
腸管内バリアーの強化	74		**な**行	
腸内環境コントロール効果	82		納豆	32
腸内環境コントロール作用,				
プロバイオティクスによる	83		肉類・加工肉の過食	43
腸内環境データベース	66		二次機能（味覚）	3
腸内常在菌	i, 68		二次胆汁酸	47
――とプロバイオティクス,			二次予防	1
研究論文数の推移	49		ニトロリダクターゼ	82
――の構造解析, 高肉食による	48		日本型食生活	2
――の全容解明	50		乳酸	13
――のバランス	14		乳酸球菌	10
――の変動	74		乳酸菌	4, 10, 73
腸内常在菌解析	66		――, 力を発揮させる条件	22
――を用いた健康診断法の確立	66		乳酸菌飲料	5, 11, 32
腸内常在菌検査	64		乳糖不耐症軽減	19
腸内常在菌			認知症	41
プロファイル	59, 60, 64			
――の作成法	58		粘膜バリアの機能低下	41
腸内代謝活性の変動	74			

脳年齢	36	ヘリコバクター・ピロリ	13,	16
		便通改善		77
は行		便の滞留時間		46
培養困難	51, 52	辨野特別研究室		63
バクテオリシン	13			
肌年齢	35	膀胱がん再発防止作用		26
発がん高リスク地域	89	保健効果の指標		14
発がんリスクの軽減	71	ホモ型発酵		10
発酵食品	9	ポリアミン量		83
発酵乳	9, 11			
		ま行		
ヒト腸内最優勢菌群の構成,		マルチカラー FISH		55
特異的プライマーによる	56			
ヒト腸内常在菌	56	光岡知足		12
──の解析, ターミナル RFLP 法に				
よる	59	無菌マウス		69
──の比較, 居住地域の違いによる				
	45	免疫維持作用		26
ビフィズス菌の活性化	72	免疫活性の亢進		74
肥満	41, 68	免疫賦活		72
肥満型	68	免疫力の低下		41
──マウス	69			
ピロリ菌の抑制	84	モロー		10
ブルガリア菌	26	**や**行		
フローサイトメトリー	53, 55	ヤクルト・ビフィズス		27
プロバイオティクス	i, 13	やせ型		68
──, 安全性	89			
分子生物学的手法	50	有害菌, 腸管を障害		41
		有害物質		71
平均寿命の延伸	63	──, 吸着		72
ヘテロ型発酵乳酸桿菌	10	──, 排泄促進		72

ヨーグルト	5, 32	臨床試験	89
抑制作用，病原細菌に対する	14		
		老人性認知症の防止	88
ら行		ロタウイルス性下痢症の改善	20
ラクトペプタイド	79	ロンガム菌 BB536	77
		——，花粉症症状への効果	78
リスター	10		
旅行者性下痢症	21, 22	**わ**行	
——，改善	21	若い女性，腸年齢老化	33
——，予防	21		

[著者プロフィール]

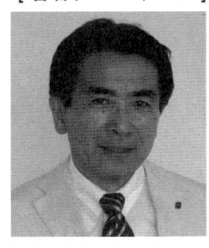

辨野　義己（べんの　よしみ）

1948 年	大阪府に生まれる
1972 年	酪農学園大学酪農学部獣医学科卒業，東京農工大学大学院獣医学専攻中退
1974 年	理化学研究所研究員
1983 年	東京大学農学博士
2004 年	理化学研究所バイオリソースセンター微生物材料開発室室長
2010 年	理化学研究所 辨野特別研究室 特別招聘研究員

主な活動：日本臨床腸内微生物学会理事，日本獣医学評議員，(社)全国はっ酵乳乳酸飲料協会理事，(財)ヤクルトバイオサイエンス研究財団評議員，国際嫌気性グラム陰性菌分類命名小委員会委員，Anaerobe 編集委員，Int. J. Probiotics & Prebiotics 編集委員

研究領域：腸内環境学，微生物分類学

主な著書：見た目の若さは，腸年齢で決まる（PHP研究所），健腸生活のススメ（日本経済新聞出版社），腸内環境学のすすめ（岩波書店），病気にならない生き方で，なる病気（ブックマン社），ウンコミュニケーション BOOK（ぱる出版），ビフィズス菌パワーで改善する花粉症（講談社），ヨーグルト生活で腸キレイ（毎日新聞社），べんのお便り（幻冬舎）ほか

補完・代替医療　プロバイオティクス

2010 年 7 月 15 日　第 1 版第 1 刷発行《検印省略》

著　者	辨野義己	
発行者	市井輝和	
発行所	株式会社金芳堂	
	〒 606-8425 京都市左京区鹿ヶ谷西寺ノ前町 34 番地	
	振替　01030-1-15605	
	電話　075-751-1111（代）	
	http://www.kinpodo-pub.co.jp	
印　刷	株式会社サンエムカラー	
製　本	株式会社兼文堂	

© 辨野義己，金芳堂，2010
落丁・乱丁本は直接小社へお送りください．お取替え致します．
Printed in Japan　ISBN978-4-7653-1441-1

JCOPY ＜(社)出版者著作権管理機構　委託出版物＞

本書の無断複写は著作権法上での例外を除き禁じられています．複写される場合は，そのつど事前に，(社)出版者著作権管理機構（電話 03-3513-6969，FAX 03-3513-6979，e-mail: info@jcopy.or.jp）の許諾を得てください．

「補完・代替医療」を正しく理解していますか？

医療従事者のための
補完・代替医療
改訂2版

編集　今西二郎

A5判・475頁　定価 4,620円（本体4,400円＋税5%）
ISBN978-4-7653-1375-9

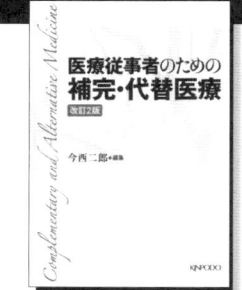

補完・代替医療の健全な展開，正しい知識と理解を深める貴重な水先案内の書として多くの医師，医療・保健，介護・福祉にたずさわる人たち，研究者にお薦めする!!

好評発売中

補完・代替医療
アーユルヴェーダとヨーガ
改訂2版

著　上馬塲和夫　富山大学 和漢医薬学総合研究所 客員教授

A5判・211頁　定価3,045円（本体2,900円＋税5%）　ISBN978-4-7653-1437-4

続刊　補完・代替医療　**バイオフィードバック・リラクセーション**

既刊

補完・代替医療	メディカル・アロマセラピー 著 今西二郎　定価 2,520円	補完・代替医療	園芸療法 著 田崎史江　定価 1,890円
補完・代替医療	ハーブ療法 著 橋口玲子　定価 1,470円	補完・代替医療	気功・太極拳 著 班目健夫　定価 2,100円
補完・代替医療	温泉療法 著 久保田一雄　定価 1,680円	補完・代替医療	鍼　灸 著 篠原昭二　定価 2,730円
補完・代替医療	カイロプラクティック 監 菊地臣一　定価 1,890円	補完・代替医療	漢　方 著 三谷和男　定価 1,890円
補完・代替医療	芸術療法 著 星野良一　定価 1,890円	補完・代替医療	ホメオパシー 著 帯津良一　定価 1,890円
補完・代替医療	栄養補助食品 著 糸川嘉則　定価 2,520円	補完・代替医療	アニマルセラピー 著 田丸政男・戸塚裕久　定価 1,890円
補完・代替医療	音楽療法 改訂2版 著 高橋多喜子　定価 1,995円	補完・代替医療	統合医療 著 今西二郎　定価 1,890円

金芳堂 刊